Traditional Japanese *Reiki*

靈氣的世界

盧隆婷 著

序

孫子曾說過「兵無常勢，水無常形；能因敵變化而取勝者，謂之神」，意思就是兵無常勢，就好像水一樣，所以可以因敵人的形勢變化，而取得勝利，方能用兵如神。而靈氣亦是同樣的道理。

中國古代的兵法書，是用來記錄系統性的實用作戰理論和戰略戰術之書，而且目的只有一個，就是要獲得勝利，因此反對空談而著重實踐。所以本書可說是作為一本靈氣世界的實用兵法書，幫助人們在終其一生中，都必須參戰無數次的「身心健康」之戰場上，能夠自由依據形勢變化，而可以靈活運用於取勝的一本實用書。

此書是我針對諸多傳統日本靈氣之內容，十多年以來鑽研各類相關典籍與書冊、訪談無數相關人士、不斷實踐靈氣、與無數教學經驗而來之內容。因為我個人認為天道酬勤，唯有如此才能領悟出靈氣的真正意義。

本書定位為一本實用書，以傳遞靈氣核心原理、歸納靈氣療法秘鍵為主幹，內容匯聚傳統日本靈氣之相關精髓，並省略歷史或傳承流派的空談或爭論，文章盡量條列簡潔，是一本不分靈氣流派，只要有興趣於身心健康者，人人均可參考獲益的實用書。

寫作本書是為了增添靈氣發展的廣度、深度與自由度，以促使更長遠未來之發展與運用。因此對於諸多靈氣歷史或靈流派論爭不做過多論述，因為無助於靈氣的發展與使用。靈氣不是歷史學、更不應該成為考古學，靈氣應該是一個可以令人在「身心健康」的戰場上，可以取得勝利的實用法才行。同時本書原意並不排斥西洋醫療，而是提供另一個思考方向，希望大家在輕易使用醫療或藥物之前，應該要知道或許可以試試「靈氣」這個選項。

歷史的潮流時時刻刻都在變動，從過去、現在、到將來，都將會持續不斷地有不同的靈氣形式出現。這些形式不過就像是一套套時代的衣物，或許會因時地而不同，但我認為均無礙。因為世上所有的形式的靈氣療法，只要是為了改善與提升人們的身心狀況，不論形式都應該更加活躍地永續發展下去，並去除存菁地將有效及可用的方法，繼續以各種方式流傳至後世。

盧隆婷

目次 Contents

序 004

第一章 靈氣 014

一、何謂靈氣 020

（一）氣的概念 021

（二）靈氣的特徵 023

（三）靈氣療法 026

（四）靈氣的效用 030

二、靈氣的起始 032

（一）名詞的起源 032

（二）靈氣中興肇祖——臼井甕男 033

（三）靈術與療術的時代 034

三、靈氣中興肇祖——臼井甕男 039

（一）有關臼井甕男 039

（二）相關遺留足跡 048

第二章 精神鍛鍊實修篇 059

一、靈學原理 059

（一）人是萬物的靈長 059

（二）治療與痊癒 060

（三）靈主肉從 061

二、精神統一鍛鍊法 063
（一）目的：發動大量靈氣（自力靈授） 063
（二）方法與步驟 064
（三）建議時間與次數 075
三、快速發靈鍛鍊法 075
（一）統合發靈鍛鍊法 076
（二）五日發靈鍛鍊法 079
（三）接受靈授 082
第三章 靈氣療法實踐篇 085
一、核心要諦 085
（一）預防勝治療 085
（二）治癒的極限 088
（三）健康的根基 090
（四）靈氣的效用 094
（五）勿排斥西洋醫學 097
二、療法特徵 099
（一）療法概要 099
（二）施作原理 108
（三）釋疑 118
三、施作靈氣 123
（一）前行準備 124
（二）靈氣手法 138
（三）符文與咒文 149

四、提高施作靈氣效率 152
（一）高效率順序（肉體／生理療法）：時間受限時 152
（二）高效率順序（肉體／生理療法）：時間充裕時 153
（三）高效率順序（心習／精神療法）：時間受限時 157
（四）高效率順序（心習／精神療法：心習符文法）：時間充裕時 158
（五）促進淨化、新陳代謝之手法 159
第四章 靈氣療法祕鍵 161
一、身體各部位祕鍵 163
（一）頭部、腦部症狀 164
（二）眼 165
（三）耳 167
（四）鼻 169
（五）口、舌、齒 170
（六）咽喉 171
（七）食道 172
（八）肺 173
（九）心臟 174
（十）胃 175
（十一）肝臟 176
（十二）膽結石、黃膽 178
（十三）脾臟 179
（十四）腸 179
（十五）胰臟 181
（十六）腎臟 181

(十七)膀胱 183
(十八)腹部 184
(十九)肛門 185
(二十)皮膚 185
(二十一)關節 186
(二十二)惡性疾病 188
(二十三)脊椎矯正 189
(二十四)自我靈氣 190
二、日常應症祕鍵 191
(一)人體上部之對症施作部位 192
(1)流行性感冒 192
(2)慢性疲勞 193
(3)肩頸痠痛 194
(4)落枕 195
(5)神經衰弱、神經質、歇斯底里 196
(6)高血壓 197
(7)腦溢血、腦中風 197
(8)腦震盪 198
(9)結膜炎、角膜炎 199
(10)近視眼 200
(11)針眼 201
(12)中耳炎 201
(13)耳下腺炎 202
(14)流鼻血 202
(15)打噴嚏 203
(16)扁桃腺炎 203
(17)氣管、支氣管炎 204
(18)咳嗽，氣喘(急性、慢性) 205

（19）甲狀腺腫、甲狀腺機能亢進 206
（20）百日咳 207
（二）人體中部之對症施作部位 207
（21）動脈硬化 208
（22）胸痛 208
（23）胃酸過多 209
（24）消化不良 210
（25）腰痛、腰扭傷 210
（三）人體下部之對症施作部位 211
（26）婦科 212
（27）懷孕相關 213
（28）痔 214
（29）畏寒，手腳冰冷 215
（四）一般對症之施作部位 216
（30）神經痛（麻痺）、風濕 216
（31）失眠、乏力 217
（32）脊髓病 218
（33）壞血病 219
（34）更年期障礙 219
（35）糖尿病 220
（36）便祕 221
（37）電腦症候群 222
（38）書寫痙攣 223
（39）鵝口瘡 224
（40）貧血 224
（41）肥胖 225
（42）暈車、暈船 226
（43）濕疹、皮膚發疹 227

(44) 打嗝 227
(45) 小孩夜啼 228
(46) 切割傷、燒燙傷、凍傷 229
(47) 食物不新鮮 230
(48) 脫臼 231
(49) 骨折 232
(50) 瘀傷、扭傷 232
(51) 暈倒、昏迷、掉落、觸電 233
(52) 溺水 234
(53) 腳氣 234
(54) 刺（魚骨刺、雞骨刺） 235
(55) 舊傷 236
(五) 往生前 237
(1) 壽命有限是自然的攝理 237
(2) 施作靈氣至人生最後之例 238
(3) 建議施作部位 240
三、核心祕鍵簡記 242
(一) 頭部治療 242
(二) 肚臍治療 243
(三) 丹田治療 244
(四) 鎮心法 244
(五) 病源不明時 245
(六) 眼睛特殊手法 245
(七) 背脊治療 245
(八) 腹部與肝腎 246
(九) 末梢法 246
(十) 上丹田、中丹田、下丹田 246

（十一）身體各部位關聯功效 246
（十二）體弱多病或惡性疾病時 247
（十三）快速補充靈氣 247

第五章 靈氣相關地 248

一、岐阜 248
（一）谷合：臼井大師出生地 250
（二）天鷹神社：臼井大師捐贈石鳥居 251
（三）善導寺：臼井大師受教育 255
（四）善導靈水（桂水） 257
二、京都 260
（一）鞍馬山：臼井大師開悟地 262
（二）貴船神社與由岐神社 270
三、廣島 273
（一）福山市：臼井大師逝世地 274
（二）吳市：心身改善臼井療法學會師範相關地 276
四、東京 277
（一）西方寺：臼井大師長眠地 278
（二）西方寺：臼井大師功德碑 281

附錄 283

一、療法指針 283
二、《公開傳授說明》臼井甕男 294
三、《明治天皇御製》（選二一） 302

四、《臼井大師功德碑》全文中譯 303
五、《苫米地義三回顧錄》 307
結語 312

第一章

靈氣

現今常見的靈氣發展，不論是日本國內或西洋的臼井靈氣，亦即包括代表性的高田哈瓦優而來的西洋靈氣（林式西洋靈氣）、山口千代子而來的直傳靈氣（林式傳統日本靈氣），都是源自於林忠次郎之下。因此可說目前一般普及中的靈氣發展內容，幾乎都是被框架在林忠次郎（後簡稱：林式靈氣）的範圍內。

但事實上，在傳統日本靈氣中，卻還存在著更多廣泛的內容，可供學習與探討（如左圖之「A、B、C、D、E、F」部分）。因此嘗試發掘臼井大師當代、臼井大師過世後、二戰前左右，除了林忠次郎之外的臼井靈氣世界，並為了避免空談其中的許多的寶貴內容，因此佐以自身長年以來鑽研各類相關典籍、相關流派訪談紀錄、親身大量實戰靈氣、十數年不間斷的臨床教學等的經驗累積，去無存菁地進行分析與系統化之實用精華內容，並去除難懂與不合時代之部分，挑選出實際便於運用與理解之內容而將之重新問世。

臼井靈氣是由人稱「靈氣中興肇祖」臼井甕男，於日本的大正時代（一九二二年）所創，因

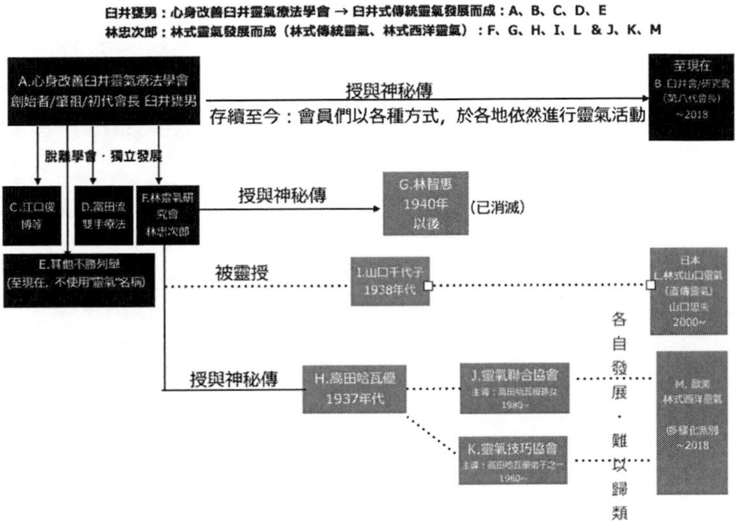

本書目的在於探討靈氣實用內容，因此內容會涵蓋臼井甕男大師所設立之「心身改善臼井靈氣療法學會（後稱：原學會）」、臼井大師的「脫離原學會而獨立的高徒們」所留下的許多內容。這些內容與源自林忠次郎之下的靈氣發展，有很多地方充滿著很不一樣的色彩。

因此僭越前人，化繁為簡而提出「靈氣二分法」，將發展至今的靈氣系統大分為二類，以期大家能夠快速清晰理解本書的焦點重心。

日本靈氣系統的兩大類別

臼井甕男（心身改善臼井靈氣）：

「心身改善臼井靈氣療法學會」發展而來

（一）原宗（臼井原學會）

・起源

臼井甕男創立之「心身改善臼井靈氣療法學會」，並由各代會長承襲延續至今。

由於在二戰期間，東京遭受猛烈轟炸，因此學會建物與許多資料遭到毀損。但在戰後數十年的今日此學會依然確實存在並持續活動中。至今已經傳承至第八代會長，許多相關理事或內部會員，目前亦各自以許多獨立研究方式，或各種形式對外進行靈氣相關交流活動，在日本國內或與其他國外人士均有（二〇一八年情報）。並非如多年前外界所誤解，說是此原學會早已完全停止靈氣活動。

・重點

追求「完整治癒身心」與獲得「安心立命」之境界。

第二代會長牛田從三郎在臼井大師過世後的十一個月，便親自書寫並建立了「靈氣肇祖臼井大師功德之碑」，並將其立於位於東京西方寺的臼井大師墓旁。

原學會在傳至在第三代會長時適逢二戰前後，因此學會遭受到嚴重的空襲而大量資料也因而燒毀。第四代會長也僅在任八個月。

此學會目前已經傳承至第八代會長，而且我本身亦親身見證到此原學會內諸多資料並取得學習與訪談經驗，因此可以親身證言，此學會至今依然持續著許多靈氣活動。

(二) 沿用臼井大師之臼井靈氣手法、核心學說之別名流派

・起源

自臼井大師逝世後，從原學會（心身改善臼井靈氣療法學會）獨立出來之重量級派別。脫離原學會後獨立活動且相當活躍，對二戰前的傳統日本靈氣療法影響巨大。

・重點

臼井大師過世後，活躍於二戰前且據說捲近百萬門生，為舊日臼井大師的高徒門生們所創立或流傳至今之流派。

這些個人在脫離原學會後，不再使用「靈氣」做為團體或療法名稱，而改以其他諸多不同稱謂問世（如，手掌治療——江口俊博。富田流雙手療法——富田魁二。生氣術——石井長造陸軍少將。手末道、手掌法等等），但本質內容，均是承襲著臼井大師的臼井靈氣手法、核心學說，所以臼井靈氣當年在日本國內，並非只有單向直傳，而實際存在著複數的系統，至今依然留下許

多取用各類名稱之人才、團體、文獻，是想要深入理解臼井靈氣者不可錯過的內容。

因為此範圍之內容廣博繁多，本書也只放入了十分之一都不到的相關內容。由於還另需大量時間鑽研比對，待日後更深入研究後，將會有更多的發表或公開。

林忠次郎（林式靈氣）：由「林靈氣研究會（已關閉不存在）」發展而來

（一）脫離原學會之林靈氣研究會

・起源

自臼井大師逝世後，從原學會獨立出來流派之一。林靈氣研究會在二戰後，雖然短暫由其妻林智惠接任會長，但於一九四〇年關閉消滅。

（二）林式——西洋靈氣（或稱西式靈氣）

・起源

脫離原學會的林忠次郎（林式靈氣）→高田哈瓦優（完成神祕傳）→西洋靈氣諸多教師與諸流派。

・**重點**

訴求著重心靈成長、個人成長、放鬆舒緩的輔助療法。於高田哈瓦優過世之後，又分成兩大組織：

・The Reiki Alliance：高田哈瓦優的孫女Phyllis Lei Furumto為首。

・The Radiance Technique：以Barbara Weber Ray為首。

由於此二團體在歐美大力推廣，因此讓臼井靈氣經由各種路徑，於二戰後的一九八〇年代起，重現曙光並聞名全世界至今。

（三）林式——直傳靈氣

・**起源**

脫離原學會的林忠次郎（林式靈氣）→山口千代子於一九三八年接受靈授→由其子山口忠夫整合相關內容→另取名為「直傳靈氣」，於二〇〇〇年起開始教學。

・**重點**

山口千代子回想林式靈氣的教學內容、接受靈授過程等，並由其子整合而成的靈氣流派。著重於成為家庭療法、替代醫療之色彩。詳情參考《直傳靈氣》一書。

（＊）其他新興式靈氣

除上述之外，戰後由高田哈瓦優之後的弟子們，不斷衍生出各式各樣的枝節衍生流派，因為過於繁雜已難歸類，故於此不做論述。

本書對於林式靈氣、其他新興式靈氣並不加以探討，而是將重心置於研究與整合出，更多的一度被忽略的實存與實用內容，以期能夠真正利益在實踐層面。以上分法僅供釐清思路，並非唯一分類，也請大家自行參照。

一、何謂靈氣

許多人們一聽到「靈氣」，一開始浮上腦海的可能是「一種能量？一種氣功？一種宗教？靈氣如何獲得？要如何使用？有那些功能？」等等的疑問。在本章節中會進行詳細的說明。

（一）氣的概念

「氣」我們可以看成是一種「狀態」，人很元氣的時候，大家就會說「氣色很好、臉色不錯」等。

人類開始意識到「氣」的觀念，是起源於農耕文化時期，大約距今五千至一萬年前。在一萬年前左右起，地球的氣候開始趨於穩定，因此可以開始種植稻作。所以此時人類就開始發現，天地之間有種超越人類的偉大存在（季節、氣候等），並且無法被人類所左右或操控。這樣的想法亦與後來宗教的起源產生關聯，因為宗教是人類發現了超越自己的外在力量時的產物。

根據日本漢字辭典中的記述，「气」的字是取形於天體行星之意，而「米」則是代表著向四面八方擴散流動的能量之意。因此「氣」就是，源自於上天的能量（恆星、行星等的天體能量），向四面八方擴散流動之意。

在古代中國亦同樣意識到了「氣」的觀念。「氣」的概念是起始於五千多年前殷朝的伏羲氏。在他的河圖洛書論述的陰陽理論中，就認為「氣」是來自於宇宙中的「太陽、月亮、星星」的天體活動而生，所以學習「氣」就是在學習宇宙的睿智。

古代中國發現「氣」分為兩種：一種是存在於人體內的「內在生命力」，另一種則是存在於天地間的「外在生命力」。

內在生命力：內在靈氣。小宇宙靈氣。存在於所有具備生命的生物內（支持動植物、人的生命活動）。

外在生命力：外在靈氣。大宇宙靈氣。存在於天地宇宙間之偉大生命力（無窮無盡、生養萬物、生生不息的宇宙能量）。

這兩種類型的「氣」本質完全一樣，因此內在生命力為「內在靈氣」，是原本就存生物內之能量；而外在生命力為「外在靈氣」，是無限遍佈於宇宙之能量。

因為我們人有限的生命力，會時時刻刻受到消耗，因此若要穩定或增進生命力，就必須接懂得運用源自於「外在生命力」的滋養。

古代各家各派的養生、醫書中早已經留下許多證據提到，所有的生物都需要依靠「氣」來維持生命，只要是活著的人，每天都離不開「氣」，但是卻也常常毫無察覺或容易忽視。事實上「氣」有無限的正面能力，在人體內可以滋養身體、停止傷口惡化、接續連結骨頭筋絡；對外在環境可以除卻邪惡事物的侵擾（如邪惡的鬼魅或山中的精怪）。

（二）靈氣的特徵

靈氣並非是一種難以獲得或特別之能量、也並非是一種非日常、異界之物、更不是某種特殊的人或具備特殊能力才能使用的能量。此處為求更容易理解，因此將靈氣特徵，歸納成以下幾點：

（1）靈氣是天地宇宙間的自然能量

如上所述，靈氣存在大宇宙（天地宇宙間）與小宇宙（人體內），是所有生物生存所必須要的能量，亦是天地間最至高無上的自然能量。凡是生存於天地宇宙間的生物，不論是花草樹木、飛禽走獸、貓狗家畜等，均可受其惠。

靈氣並非人類所能製造的人工能量，而是源自天地宇宙間的自然能量。因此只要是活著的人，每個人體內原本就具備靈氣，雖說靈氣的質量或流暢與否，確實會因人而異，但是原本就人人與生具備。

因此，很多時候在自己「無意識」狀況下，本來就會自然不斷地於身體內流動。但若是使用特定「意識」操控而加入了自己的「念想之氣」時，就會與純粹自然的靈氣質地、流動傳送方式完全不同。

（2）靈氣人人適用

靈氣可以作用所有的生命活動，因此可以強化或安定人的心，亦能療癒實體症狀，靈氣並非來自於人智造作、催眠暗示或信仰祈禱，因此即使是不懂言語、暗示的嬰幼兒、貓狗、草木等均能奏效。

因為靈氣的自然特性與毫無侵入性，所以不管男女老幼，人人均可施作或被施作，不僅可以作為一般預防疾病與身心保健使用，亦可用於輔助醫療、照護等的日常現場。

（3）靈氣質量高低、流暢與否，與身心狀況有關

有些人天生體質較佳或後天養生有方，因此可以在體內蓄積大量且高品質的靈氣。相反地，有些人天生體質較弱或後天的不養生，因此也會導致即使年輕但靈氣質量卻低寡的現象。

不同的生活方式、思想或情感模式，有可能會造成靈氣質量出現很大的差異。因為人類文明越來越進步，日常生活也越來越複雜，因而容易產生諸多身體或心靈的扭曲，還有來自居住、飲食、生活環境的污染不計其數，因此也容易使「內在靈氣」質量或流暢度產生異常或低寡，而導致本來在內在靈氣充沛下，原本可以順利運作的精密身心功能，卻變得到處障礙百出。

（4）靈氣未必需要完全仰賴靈授或點化

許多人都會誤解要使用靈氣，一定要經過所謂的「靈授或點化（開通靈氣管道）」。但事實上靈氣是人人與生俱來，即使不經由靈授或點化，亦不會毫無靈氣可用，只是質量強弱會因靈氣管道啟動程度、或對核心學說與手法了解深淺不一，而導致在靈氣的使用或獲得上，出現很大的差異。

特別要說明的是，為何臼井大師在當年過世之前，僅「挑選有限」的人數，授予靈授技術（神祕傳）而已。因為若是經由一位靈氣質量均佳的教師進行「靈授或點化」則可以促進快速發動靈氣或增進靈氣的質量，而這也是靈氣課程付費之價值所在。

但是事實上，為他人進行「靈授或點化」的教師，若在一般的日常生活中，情緒問題較多、思想雜亂無章、人品性格偏頗等，則可判定其靈氣質量必然會受到影響或阻礙，亦即質不精且量寡少。則此人所進行的靈授或點化，就僅是徒具形式而無法使人從中獲益。

除此之外，即使是出自於同一種流派的「靈授或點化」方法，因個人心性品質各不相同，有些人確實會無力開通或是效果全無。相反地，若是平日積極不懈鍛鍊身心且經驗豐富者，則體內流動著的靈氣必然質量均優，因此可讓本來靈氣質量不佳者，能夠獲得快速的提升；讓本來靈氣質量就不錯者，更是可以如虎添翼。

（5）靈氣應多元發展

靈氣是源自於天地宇宙間且存在於人體內的能量。因此古今中外，會依照各區域不同的時代、文化背景或生活習慣，以各式各樣的實際經驗來進行發展。雖然會有許多不同名稱、傳遞或傳承方式、或技法歸納會有些差異，但在靈氣的「實用本質（預防未發疾病、改善身心健康、提升天賦靈能）」上，不會有任何改變。因此應該超越國家、人種、或系統、流派，在未來探求更多新的靈氣可能性。

（三）靈氣療法

（1）何謂靈氣療法

從人類開始的歷史當中，當面臨內在或外在的身心疾病的危難時，大多數的時間都沒有西洋醫學、醫師或醫藥在場。反而是自古以來就有許多有數不盡的自然療法、能量療法、宗教療法、民間療法等代代流傳並成功克服諸多危機，當然靈氣療法亦包含在內。

所謂靈氣療法，就是透過人的身體，接收源自於天地宇宙間的靈氣（外在靈氣），經由傳遞給他人或流動在自身之內時，便能夠讓人體內處於無意識或冬眠狀態下的「天賦靈能（自癒療能）」開始啟動或更加活躍，並將之運用於改善或增進「身、心、靈」層面的健康方法，是一種完全無副作用、無侵入性、無致死量之自然能量療法。

靈氣療法是天地間最自然的療法，因為療法本身使用的是原本生物維持生命力所必須的靈氣，因此不論在人生中的任何階段（懷孕、成長、生病、調養、年幼年老等）、或接受其他療法、治療時（西洋醫學、東洋醫學、民間各式醫療或療法）均可靈活運用或同時併用。

進行靈氣療法時的最大特徵是，隨著在過程中的病源反應、淨化作用、好轉反應等出現後，便能協助身心恢復元氣。除了壽命大限已到之外，即使面對惡性或慢性疾病，雖然無法確定是否能夠完全治癒，但都可以安全地長期使用在改善身心痛苦上。

（2）運用靈氣療法，無損自身的生命力

當天地宇宙間的靈氣透過頭頂進入人體內後，人就會成為一個連結天地間靈氣能量的管道，因此可以源源不絕地獲取天地宇宙間的靈氣，此時所獲取的靈氣並非是源自於自身的能量或任何精力。所以不但可以使用於為他人施作靈氣，而且在施作的過程中自己亦會受惠於靈氣，因此完全無損自身的生命力。在為他人施作靈氣時，不但無損自身能量，反而還會在不知不覺中，發現自身的不適症狀竟然也消失了、或身心充滿活力、或心情思想變得正面積極。

當身心不適或生病時，就是體內靈氣質量或流動不佳時。此時若我們的內在靈氣，能夠與天地宇宙間的外在靈氣連結無阻，則充沛的外在靈氣就會幫助我們增添靈氣並促進發動自癒療能，因此就能夠自力恢復或保持身體健康與精神爽朗。

（3）可作為輔助或替代療法

西洋醫學的對象主體是「身體」，對於故障部位採用的是機械式的「消滅（症狀）、割除（受損部位）、置換（身體器官）」等治療手法。但替代療法的對象主體則會放在「生命、心、氣（能量）」等不可視之物上，而採用自然療癒、自癒療能的概念，亦即認為身心的故障是因為有某種因素讓「生命能量下降」，只要能夠「提升生命能量」，則身心自然會恢復健全。

由於西洋醫學的強項是較能夠掌握「身體」層面的問題，但是對於「生命、心、氣（能量）」的方面卻還有許多未解或無可解之處，因此替代療法常會被誤解為不科學或無科學根據。

根據美國國家輔助與整體健康中心（National Center for Complementary and Integrative Health, NCCIH）的資料，通常會選擇使用非主流療法的原因，大多跟想要預防疾病、提高自癒療能、減少治療時之不安與痛苦、減少醫藥副作用等原因有關，大致上常見的選項有以下幾類：

1. 天然物類：食療法、花草、藥草、維他命、礦物質等等。
2. 傳統醫學類：漢醫學、藏醫學、印度醫學、古埃及醫學、拜占庭醫學等等。
3. 心身介入類：心理療法、太極拳、瑜伽、催眠術、冥想、音樂療法等等。
4. 身體與手技法類：按摩、整脊療法等等。
5. 能量療法類：氣功、靈氣等等。
6. 其他民間療法：運動療法、心靈療法等等。

因此我們可以認知「靈氣療法」亦是屬於輔助療法或替代療法的選項之一。據臼井大師本人認為靈氣是萬病靈藥，即使未必萬病通用，但基本上使用一般醫藥就可以治癒的症狀，大多都可以使用靈氣療法獲得效果。因此靈氣療法在一般生活中，不但可以運用於自他的身心養護，也無需任何外在道具，是每個家庭都會建議備置的「無形醫護箱」或「急救箱」。

靈氣療法原理與西洋醫學並不相同，因此不會進行西洋醫學上的診斷、處方或治療。但若是發現任何身心問題，建議多加利用醫學之便，先行就醫聽取醫師意見之後，再自行判斷選擇適合自己的治療方式為佳。因為同時善加運用西洋醫學及靈氣療法，才會對我們的身心照護帶來最大的獲益。

（四）靈氣的效用

使用靈氣會對人的身、心、靈產生全面性的良效。因此將常見的靈氣效用，系統化整理如下。

（1）身體層面（身體、生理）

1. 提升自癒療能：預防疾病、養護身心、促進細胞或組織活力旺盛。
2. 平衡神經系統：安定睡眠、舒緩疼痛、消除疲勞、鎮靜情緒等。
3. 活化淋巴系統：增強體內的營養、生長、殺菌、抗毒之作用等。
4. 賦活胃腸功能：促進消化作用、免疫作用等。
5. 調節體內失衡：緩和肌肉緊張、安定呼吸、穩定血壓等。
6. 增進復原能力：瘀血、扭傷、脫臼、關節等問題發生時，協助消炎或鎮痛與復原。
7. 增進再生能力：火傷、切割傷、燒燙傷等大小外傷時，促進人體再生能力，使缺損部分快速癒合或再生。
8. 加速新陳代謝及血液循環：利於代謝老舊廢物、增進內在臟器氣力及外在年輕活力等。

（2）心理層面（心理、情緒、認知、性格、習慣）

1. 協助克服負面情緒或思想。
2. 改善困擾惡習。
3. 重建良好心習。
4. 提升正面情感（感動、善良、寬大）
5. 提升逆境抗壓能力（堅強、無畏、勇氣、樂觀）
6. 協助個性維持安穩（自信、安定、接納）
7. 穩定冥想狀態（α 波身心放鬆、θ 波連結潛意識）

（3）靈魂層面（精神統一、靈性進化、優化人生等）

1. 積極正向思考，勇於創造新生活，認知生命有意義。
2. 開展天賦靈能（療癒力、直覺力、心想事成力等）。
3. 人際關係良好且幸福感常在，明顯氣運上升。
4. 對於波動、能量、藝術等細膩世界更為敏感。
5. 感受到與自然宇宙的連結或互動。

二、靈氣的起始

（一）名詞的起源

「靈」通常有「最優秀」的意思，古代中國就有這樣的觀念。例如在漢方藥中最優異的真菌界植物就稱為「靈芝」；人是地球上最優秀的生物就稱為「萬物的靈長」。

在靈氣世界中，古今中外不斷地有許多各式各樣，在實質上是運用靈氣的自然療法存在，因為此類療法大都是以雙手為工具，因此在命名時幾乎都未以「靈氣」作為療法的名稱，而常用「雙手、地名、人名」為療法進行取名。

日本是使用「靈氣」一詞的起源國家。「靈氣」開始出現在日本是始於一九二〇年代。此時正值日本的大正時代（一九一二至一九二六年），亦是「靈氣」作為一種能量療法，正式登上「療法」檯面的年代。

但據說比臼井大師還要更早使用「靈氣」一詞者，可能有下列幾位。

（1）玉利喜造博士（一八五六至一九三一）

日本最初的農學博士。著書《內觀研究》（一九一二）中提到過「靈氣」二字。並提到人的身體內存在有兩種氣：一是靈氣，另一是邪氣。

（2）高木孫四郎

著書《本山之靈氣》（一九一三），是直接使用「靈氣」作為書名的最古老的書。

（3）川上又次

是一治療家。著書《靈氣療法與效果》（一九一九），與上述的書籍最大不同的是，就是川上又次不以「靈氣」作為書名，而直接開始以「靈氣療法」一詞作為書名。根據他在《靈氣療法與效果》中，他同時使用了「靈氣」與「靈氣療法」二詞。

因此可得知在當時的日本（一九〇〇年代的明治末期至一九三〇年代的昭和初期），「靈氣」已是一個非常普遍的用語。從此處便可以理解，為何臼井大師將自創的靈氣系統冠上自身的姓氏而稱為「臼井靈氣」，這是因為當時使用「靈氣」一詞者，已有其他許多人的緣故。

（二）靈氣中興肇祖——臼井甕男

在靈氣世界中，正確的認知應該是，臼井甕男並非「靈氣的始祖」，而正確應該說是「臼井靈氣療法」的始祖（第一代會長）。但因為在傳統日本靈氣中，臼井大師的臼井靈氣極為神效有名，因此當代人便稱臼井甕男是「靈氣的中興肇祖」。這就是因為一度被認為衰退不振、或被認為過時而被遺棄的東洋氣學（研究氣的學問）中之靈氣，藉由臼井大師的發現與系統化，而再度被中興起來之尊稱。

在川上又次或是臼井甕男活躍的明治─大正─昭和初期（一八六八至一九三〇左右），正是被日本民間稱為「靈術、療術」的民間療法、心靈研究、療法療術、新興宗教團體等的全盛活躍黃金時期，因此很常見到「〇〇氣療法（例如：心身強健養氣療法、心身鍛鍊養氣療法）」等等的名稱。而「心身改善臼井靈氣療法」就是當年存在的諸多靈術•療術中之一。

（三）靈術與療術的時代

明治─大正─昭和初期（一八六八至一九三〇左右），在當時的日本國內形成一股追求身心健康的風潮，因此出現了許多「靈術」與「療術」。但綜合來看則是「靈術」較「療術」還要更為流行且影響深遠。或許是因為所有治癒奇蹟都非西洋醫療或醫藥品可以提供，而是來自於所謂的「靈術（精神、心）」之中。此理直到今日亦無太大改變。

（1）靈術風潮時代

明治末期至大正初期（一八六八至一九二六年左右）是出現靈術風潮之時代。當時的「靈術」都會有著組合以下各種觀念或理論的色彩。如精神修煉或催眠術知識，佛道教或古神道的理論，以及外來的西洋哲學、心理學、物理學，還有心靈科學的諸多觀念。而且靈術家的共通主張就是：西洋近代醫學是源自於物質主義、機械性的觀點，因此欠缺對於「心、精神」層面的顧慮。所以加入東洋傳統智慧中的「靈術（後稱：精神療法）」就顯得非常重要。因為身心之間都有相互關聯。

靈術開始蔚為風潮的起始點就是起始於，雙手療法的「靈氣」。在當年「靈氣」是屬於非主流療法之一，所以會論及或施作靈氣的靈術家們多如過江之鯽。在這其中並非使用「靈氣」一詞，但實質上卻是使用靈氣的靈術家比比皆是。因此當時使用「靈氣」之繁盛可比擬今日我們使用「量子、奈米」等等的感覺，是一種非常盛行於當代靈術界的用語。因此在眾多的靈術家、靈氣門派之中，臼井大師就將他所創的靈氣療法命名為「臼井靈氣療法」，便是因為有此時代背景之緣故。

當年的日本國內，等同於「靈氣」用語的都有同樣的特徵，亦即「存在於天地宇宙間與人體內的氣，而此氣與身心健康有關。」特別是在一九三〇年代所盛行的被稱為「靈術」的健康法均有此特徵。因此若要真正了解靈氣世界或臼井靈氣，就必須要從了解時代背景下的靈術、療術的概念才有可能，而仔細研究到最後就會發現，事實上只是使用了不同稱謂或切入方式，但本質上幾乎完全相同。

當年以運用或發動宇宙或人體內的「靈氣」為主軸的最活躍的靈術家有，田中守平（靈子術）、濱口熊獄（氣合術）、大山靈泉（靈掌術）、松本道別（人體放射能）、臼井甕男（臼井靈氣）等等。

在當年靈術會蔚為風潮的緣故，最初是為了要彌補西洋近代醫學之不足，還有因應一般大眾對於醫療的不同需求。所以在剛開始時，國家當局是默認與任由各式各樣的靈術、靈術家自由發展。據說當時的流行盛況，讓靈術家一度高達三萬人之多。

（2）療術風潮時代

到了大正末期至昭和初期（一九二〇至一九三〇年左右）則開始轉為「療術風潮」之時代。

靈術療法中確實有許多極為優秀的方法，但因為過度大量出現的靈術、靈術家之中，許多缺乏經驗之徒、誇大詭騙之徒、欺世盜利之徒輩出，而讓真正有需要的人真偽莫辨。因此當局就開始針對許多靈術相關團體或個人，進行嚴厲取締或發出禁令，也因而導致此後許多靈術家開始轉變成為指導健康法的「療術家」。所以從之前的「靈術（後稱：精神療法）」的風潮，開始轉變成「療術（追求身心健康法）」的風潮。

在此時「靈術」一詞也被使用「精神療法」所取代。因此可以看到當時許多舊文獻上，會寫著「精神療法」的用語。但事實上此時的精神療法，所包含的內容是比較偏向於上述的「靈術」特質，亦即包含著發揮神祕力量（如符文、咒文、言靈）等的內容。與我們現代所使用的精神療法之名詞定義上會有些差距，因此在此特別說明。

在嚴格取締下，因為當時的心身改善臼井靈氣療法學會與手握政權的軍方關係密切，因此才能免除被惡性打壓或禁止活動，而能夠一直持續活動至二戰前。

（3）臼井靈氣與靈術（精神療法）

若提到日本的近代史，則臼井靈氣就是一個非常代表性的存在。它既具備近代普遍的性質，亦即「將身心的知識系統化」，但卻又同時內涵著可以發揮潛能或神祕力量的「靈術（精神療法）特質」。因此當年的臼井靈氣療法可說是屬於「（靈術（精神療法））」之一種，目的是用於改善身心健康、提升精神力量。

臼井靈氣療法中的學說或用語等的核心部分，與其他當代的被稱為「精神療法」之內容，有許多雷同之處。

例如，在臼井靈氣療法中有「五戒」的訓示，是每日用來砥礪精神之詞句，此與一九一四年由鈴木美山所發行的《健全的原理》中收錄的詞句極為相似，而鈴木氏的《健全的原理》所倡導的內容，就是屬於典型的「精神療法」。

還有像臼井靈氣療法所設定的「靈氣」是一種充滿於天地宇宙間、且可以用來療癒身心的能量，這在同時代的「精神療法」中是很常見的描述。

再者如，一九二五年由高木秀輔所發表的《人體氣場靈氣》中所提到的Prana、Aura等用語或療法，亦是強調藉由使用充滿於宇宙的「氣」來恢復健康的療法，當然在此書中亦有類似臼井靈氣療法中的「五戒」詞句。

或許臼井靈氣療法與上述同時代的其他靈氣療法，可能是參考某同一情報源，但目前由於欠缺確切資料佐證，或許日後可以獲得更多的資料時，便可得知情報源出處。

「健全道歌」與「五戒」之對照

・鈴木美山「健全道歌」（一九一三）

「今日だけは 怒らず 恐れず 正直に 勤務を励み 人に親切に」
（中文譯：就在今日 不生氣 不恐懼 為人正直 精進工作 待人親切）

・臼井甕男「五戒」（一九二二）

「今日だけは 怒るな 心配すな 感謝して 業を励め 人に親切に」
（中文譯：就在今日 勿動怒 勿擔憂 心懷感謝 精進課業 待人親切）

三、靈氣中興肇祖——臼井甕男

以下相關歷史節錄與編譯是來自「心身改善臼井靈氣療法學會之第五代會長——和波豐一所編寫之會刊內容。因為有關臼井甕男的大半人生，至今依然是一個謎團難以完全解開。

（一）有關臼井甕男

臼井甕男生於一八六五年八月十五日，出生地為岐阜縣山縣郡美山谷合（現在合併成山縣市）。一生修行心血匯聚成一九二二年在東京創立的「心身改善臼井靈氣療法學會（臼井靈氣療法），最後。歿於一九二六年三月九日（六十二歲），逝世地為廣島縣福山市。

（1）生平掠影

臼井大師的出生家庭並非富裕，但在私塾學習時勤奮過人。他從青年時期離開家鄉後亦不斷辛勤苦學，曾經數次前往歐美等國外留學。一生努力鑽研歷史、傳記、醫學、佛學、基督教、心理學、神仙術、咒術、易學、人相學等，集淵博知識於一身。

因為身處時代變動劇烈之時，因此臼井大師在明治維新的動亂過後，於生涯中不斷歷經了許多職業，有職員、新聞記者、布教師、教誨師、實業家等等，也因而累積了許多珍貴的人生經驗，同時也深切地感受到，當時國家的內憂外患之處。因此開始深入思考並追尋「人生為何？」這個人生大命題。最後終於領悟出，人生最究竟的開悟就是獲得「安心立命」的境界。

（2）禪門開悟

為了追球「安心立命」的開悟境界，臼井大師便決定隱遁禪門，而進入京都鞍馬山的某禪寺內修行了約三年左右，但因苦於遲遲無法獲得「安心立命」的境界，於是便向他的禪門之師請教，而得到的回覆就是「你何不死一次看看」。

於是臼井大師便決定「這已是自己人生的最後了」，而抱著必死不回頭的決心，斷然進入京都鞍馬山，往內約五里的山中某處，開始進行斷食。直到第三週的午夜，他突然感受到在自己的腦中央處出現，彷彿像被雷擊的劇烈衝擊感，之後便陷入意識昏迷的狀態。

等到回過神來時，天色已經逐漸變亮，而且他全身感受到至今未曾有過的舒暢與愉悅。據記載，臼井大師本人曾經說過「他在進行斷食時，感受到了外在的「宇宙靈氣」與自己的「內在靈氣」相互交流，於是便獲得了「宇宙即我、我即宇宙」的來自靈魂的深切體驗。

此時他應是感受到強烈的宇宙靈氣貫穿全身，而最後終於達到，人生最究竟的開悟「安心立命」的境界了。此時是一九二二年四月，亦是臼井大師五十七歲之時。

（3）發現靈氣

在他獲得開悟之後，在下山的途中因為一不小心跌倒，而導致腳指甲剝落受傷，於是他就馬上用手按住受傷處，此時不可思議的是，他發現不但疼痛完全消失，甚至連流血也被止住。因為這次的開悟，他還意外發現到，使用雙手便可以療癒傷口或疾病的療癒能力，此後便投入心力鑽研獨自的傳授方法，以將自己在開悟後所獲得的副產物，亦即不可思議的「療癒能力」廣傳予於世。此方法就是「心身改善臼井靈氣療法」（後人稱：臼井靈氣）。

（4）創立心身改善臼井靈氣療法與學會

臼井大師在感得此上天恩典能之後，認為自己不能夠獨享，因此在獲得開悟的同年（一九二二）四月，於東京澀谷的原宿，創立了「心身改善臼井靈氣療法學會」，同時並將學習「臼井靈氣療法」的學習級次，分成三個階段，即「初傳、奧傳（又分前期與後期）、神祕傳」，而開始致力於推廣臼井靈氣療法。之後擴展迅速，光是臼井大師直接教授的弟子們，便高達了二千人以上。

臼井大師鑽研的「靈授」方法，是為了要讓給更多人們能夠順利使用靈氣，最初施作靈授的場所，就是在此處（指當時位於原宿的心身改善臼井靈氣療法學會）。

（5）靈氣廣傳

臼井大師活躍的一九二〇年代前後，各式各樣的靈性運動，在世界各地開始啟蒙或成長。而在當時的日本國內，亦無例外而充斥著各式各樣的心靈運動，因而稱為靈術或療術等的團體極多。像靈氣這樣的主要以雙手為工具的靈氣療法（碰觸或非碰觸式）當年更是比比皆是。

前面也有提到過，「靈氣」此用語在臼井大師之前，早已有其他人使用，因此他便加入自己的姓氏，創立獨自的名為「臼井靈氣」的靈氣療法系統。在臼井大師創立學會，開始推廣臼井靈氣時，一開始並非特別有名氣。而讓臼井靈氣開始以令人驚訝的速度，帶來迅速擴展的契機是發生於一九二三年的關東大地震。

（6）關東大地震

一九二三年九月一日發生日本史上最大規模的關東大地震，七點九級的地震災情遍及關東全域，傷亡狀況讓人無法置信，死者高達數十萬人以上、七十萬戶房屋被全毀或半毀，直到次年一月左右，後續所產生的有感地震高達一千八百次，可說是日本史上古今未曾有過的大地震。

地震的二次災害是火災，被強風所煽動的火旋風將地上的一切燒成灰燼，失去一切的眾多災民人數高達五十萬人以上。因此能夠正常運作的醫療設施寥寥無幾，完全無法應付排山倒海而來的受災傷患。

正因醫院無法負荷如此大的災情，因此導致人們在深度的痛苦之下，開始想要尋找其他療法或治癒方法。在此背景之下，也成為造就當時名為「靈術家、療術家、療法師」非常活躍之助因。有名的如，井上又次的靈氣療法、井甕男的臼井靈氣療法、野口晴哉的愉氣療法等等，都為苦難的人們帶來了療癒的希望。當然更為臼井靈氣帶來了日後療癒數百萬人生命的契機。

在東京西方寺的功德碑中，亦記錄著關東大地震時，臼井大師的義舉。上面寫著：「所到之處均充滿受傷或哀痛的人們，他們正承受著許多痛苦。為此臼井大師感到非常心痛，於是便每天巡迴於市內進行治療，因而救助了無數傷患。」自此之後，臼井大師的名聲逐漸從東京開始，遠播至日本全國各地，之後臼井大師教授靈氣的足跡遍及日本各地。

（7）人生終點

臼井靈氣在關東大地震時，救助了無數人們。由於前來接受治療的人絡繹不絕，因此為了擴張治療設施用地，便遷往東京中野（一九二五年二月）。

臼井大師之後經常前往東京以外的地區，如廣島、吳、佐賀等地教授靈氣。最後是在廣島縣福山市過世（一九二六年三月九日），享年六十二歲。從他創立「心身改善臼井靈氣療法學會（臼井靈氣療法）」至過世時，只有短短不到四年。

臼井大師過世後，被葬於東京都杉並區的西方寺。他的一生遺產總結留下了超過二千名以上的弟子，以及共四十處學會或分會。

或許有人會認為臼井大師的壽命並非太長，但是從當時日本人的平均壽命來看，明治時代（一八六八至一九一一）是三十九歲、大正時代（一九一二至一九二六）是四十三歲、昭和時代（一九二七至一九八九）是五十二歲。以當時來說，臼井大師的壽命大概比當時的平均壽命多了二十年。若是以我們現代人的平均壽命來計算（男性七十五歲），便可達到高齡九十五歲，可算是長壽之命了。

（8）謎一般的人物

據說目前世界上的臼井靈氣使用者或實踐者高達數百萬，但是由於臼井大師本人並無製作詳細的教材、亦沒有刊登過任何廣告在新聞、雜誌等，所以至今有關臼井大師傳說或事蹟，依然還是像個謎一樣，無法正確得知。唯一記載著臼井大師留下的話語之著作，就是在《靈氣療法必攜》中的「公開傳授說明」。

（9）臼井大師過世後

臼井大師過世前的直接門生有超過二千人左右。據音樂家三根伊真枝的「九十年腳步」記載中提到：「大正十五年一月十六日，臼井大師從總部、全國各府縣支部眾多門生們中，選拔了學識、人格與治療修煉均屬優秀的人才共二十位，授與靈氣療法中的神祕傳（靈授法），並給予師範的資格，委任各支部的靈授。」當時的二十位師範能夠確認名字的四位「牛田從三郎、武富咸一、林忠次郎、三根梅太郎」之情報，就是出自此書當中。

根據當時的紀錄名簿上來看，實踐臼井靈氣療法的有許多都是海軍將校，亦有政治家、學者、音樂家、教師等，均是當時社會階層不算低的人士。

臼井大師過世後的「心身改善臼井靈氣療法學會」，在其他會員的推廣下，據一九二九年時的記載，會員已高達七千人，分部已高達六十多處左右。

臼井大師在一九二六年過世後，當時在原學會內的諸多高徒門生們，後來紛紛因為與學會內或會長之間的許多理念產生差異，因此有許多人紛紛脫離學會，或獨立或退會。

因此以其他名稱獨立出去的組織，有如林忠次郎的林靈氣研究會、富田魁二的富田流、雙手療法的江口俊博，以及其他許多的會員、師範或門生們，有的甚至並無成立靈氣組織，但卻依舊忠實地繼承著臼井大師的靈氣手法與核心精髓的比比皆是。因此除了原學會之外，在脫離原學會後的獨立團體的推廣之下，於二戰結束前日本國內的靈氣使用者，據說已經高達百萬人以上。

臼井大師過世後到二戰結束前，當時流行的許多相關療法，雖然名稱不同但很多都是源自於臼井大師的臼井靈氣療法。只要當細心辨識與親身實踐後，就能深入了解與拼湊出更大的臼井靈氣世界的重要內容。

有關脫離原學會後，以不同於原學會的名稱，繼續延續臼井靈氣療法的個人或團體相當地多，以下僅列舉幾位在靈氣領域，一般比較耳熟能詳的靈氣實踐者：

・苫米地義三

獨立個人活動。著名的政治家，亦是參加簽訂一九五一年的舊金山和平講和條約的五人全權大使中之一。在他的著作《苫米地義三回顧錄》中有提過，他對於臼井靈氣療法的感想，以及實踐與效果等（詳細參考：附錄）。

・富田魁二

在大正末期入門學習臼井靈氣療法，從原學會獨立出去之後，成立獨自的「雙手療法會」。最為傳奇的是，他比醫學界還要先進，首先針對副腎進行雙手療法後，發現了驚異的治癒效果。亦被後人譽為是「最高治癒率」的名術家。

・林忠次郎

從原學會獨立出去之後，成立獨自的「林靈氣研究會」，之後的教授內容與原學會內並不完全相同。在林式西洋靈氣方面，是後來由於學生之一的高田哈瓦優貢獻，因而使靈氣得以流傳於歐美世界並擴展成今日的林式西洋靈氣。在林式傳統日本靈氣方面，則是由山口千代子與其子編制成直傳靈氣。另外在有些傳統日本靈氣中所教授的「五日發靈法」，亦並非源自於林忠次郎，而是源自於富田魁二的「五日計畫修養要領」而來。

（二）相關遺留足跡

除了以下五項是確切證明與臼井大師有關之外，其他的許多情報，大多屬於臆測或推論，至今尚未有真確的資訊。

（1）心身改善臼井靈氣療法學會——臼井靈氣療法：本人遺留

（1-1）何謂【臼井靈氣療法】

・引用和波豐一對於臼井靈氣療法之說明（心身改善臼井靈氣療法第五代會長）

臼井靈氣療法是屬於一種「精神療法」（如前述，發揮潛能或神祕力量），是為了預防疾病而從日常開始保健身心的療法。而且萬一不幸罹患疾病時，透過此療法大致上可減少依賴醫藥，而能獲得自然痊癒。

由於此療法是運用人人與生具備的靈氣，來促進人體內的天賦靈能之一的「自癒療能」的啟動，因此可以用來預防疾病或治癒疾病，給予身體強大的援助。

此療法不論男女老幼人人均可學會，而且沒有任何弊害。一但學過此療法則每個人都會被它的優異效果感到驚訝」。

・本書整合之觀點：

「靈氣」：我們在一般的日常生活中，若是遇到頭痛或腹痛時，就會本能地就把手置放在疼痛部位，而當我們這樣做時，確實也可以感受到疼痛舒緩或獲得安心、安全感。這就是因為我們人生來體內就存在與流動著的「生命能量」，讓我們在不知不覺中或無意識當中就能夠運用來舒緩或減輕身心不適、疼痛、不安等狀態，在此所謂的生命能量就稱之為「靈氣」。

「靈氣療法」：原理就是透過人的身體，接收源自於天地宇宙間的靈氣（外在靈氣），經由傳遞給他人或流動在自身之內時，便能夠讓人體內處於無意識或冬眠狀態下的「天賦靈能（自癒療能）」開始啟動或更加活躍，並將之運用於改善恢復或提升增進「身、心、靈」層面的自然方法。

「**臼井靈氣療法**」是一種誕生於日本的療癒手法，由靈氣中興肇祖——臼井甕男於一九二二年所創立。由於同時代有許多個人或團體都會使用靈氣來保健身心或預防疾病，因此臼井大師為了與之做出區隔，所以便將自己系統化的靈氣療法，冠上自身的姓氏臼井，而成為「臼井靈氣」。之後臼井大師在靈氣領域，僅僅活動不到四年的時間，但此期間總共培育了二十位師範來繼承臼井靈氣系統。最後於一九二六過世，享年六十二歲。

「**目前均稱臼井靈氣**」尊稱臼井大師為臼井靈氣的肇祖時，任何的靈氣系統或團體都可以取用「臼井靈氣」此名，因此玉石混雜，僅能憑藉個人的判斷能力選擇。包含傳統日本靈氣、新興靈氣、西洋靈氣都可取用此名詞。

（1-2）何謂【臼井靈氣療法學會】

靈氣或靈氣療法自古以來就有，因此臼井大師將自己創立的靈氣系統命名為「臼井靈氣療法」，並創立「心身改善臼井靈氣療法學會」以示區隔。

・學會創立與發展

「心身改善臼井靈氣療法學會（原學會）」是由臼井甕男本人於一九二二年所創立的靈氣療法團體。一九二六年臼井大師過世後，接任第二代會長的則是牛田海軍少將，此會繼續活動至今，目前已經繼承至第八代會長。

此團體既非傳統宗教、亦非新興宗教，是一個完全非宗教的團體，僅教導了解與實踐自身所擁有的自癒療能。宣導只要能夠每天不斷地精進修煉或使用靈氣，則自他都將因此獲益。

在心身改善臼井靈氣療法學會中，採用臼井大師的五戒教導、以及臼井大師從明治天皇的十多萬御製（和歌）中選出的一百二十五首和歌，作為心靈資糧而每日遵守與實踐，目的是磨練與提升自身的身心健康，進而對家庭‧社會‧國家‧世界提出貢獻。

由於在二戰時，東京作為日本首都，而遭到劇烈的空襲，因此當年位於東京的學會的許多建物或資料都遭到燒毀或破壞。即使如此在戰後數十年的今日，此學會依然存在，目前也以各式各樣的形式，與日本國內、或其他國外人士，均會進行相關靈氣交流（二〇一八年情報）。以下便是傳承至今日的各代會長。

肇祖：臼井甕男（會長、一九二二至一九二六）
二代：牛田從三郎（會長、海軍少將，一九二六至一九三五）
三代：武富咸一（會長、海軍少將，一九三五至一九四六）
四代：渡邊義治（會長、高岡高校教諭，一九四六至一九四六）
五代：和波豊一（會長、海軍中將，一九四六至一九六六）
六代：小山君子（會長、主婦，一九六六至一九九八）

七代：近藤正毅（會長、大學名譽教授，一九九八至二〇一〇）
八代：高橋一太（會長、技術者，二〇一〇～）

・有關級次架構

發源於日本文化的學習就如弓道、茶道、劍道等一樣，均會進行學習架構的分級。據原學會中之會員口述，臼井大師將靈氣分為「三級六等」進行指導。

①～③ 四至六等

臼井大師將「初傳」分成六等、五等、四等，最低等級是六等。新人入門時是六等，每次參加靈授會便可以逐漸昇等。

六等：練習發靈法及病源反應。新人。
五等：練習發靈法及病源反應。
四等：練習發靈法及病源反應。

④ 三等

三等：學習初傳。

學習奧傳（又分前期／後期）。

學習神祕傳。

・初傳

當升等至三等時，便會學習施作靈氣、病源反應等基本手法。此級次是臼井靈氣療法的基本，尚不傳授「符文」。若在此階段能夠確實實踐，則之後的發揮效果也會完全不同。

・奧傳（分為前期／後期）：

對於認真實踐初傳的學生，又能夠熟稔內容者，臼井大師會繼續傳授給予奧傳。在此階段可以學習到更深入的知識與技法。因此除了身體問題之外，還可以針對「心的習性、行為的習慣、精神方面」等的問題進行改善。另外也會在此階段學到遠距法，可以更加拓展靈氣的運用範圍。

奧傳實際上又細分成「前期、後期」。「奧傳前期」會傳授「兩個符文」與發靈法、五種施作靈氣手法、精神矯正法。「奧傳後期」則會傳授「一個咒文」與遠距法。

・神祕傳

意味著祕儀的教導，當時只傳授給挑選過的具備資格的門生。學畢神祕傳者，便會被任命為師範。

⑤二等

臼井大師本人。

在原學會中的等位雖然設有「六等、五等、四等、三等、二等、一等」，但因為臼井大師本人希望日後會有比自己更為優秀的人出現，因此讓自己列居二等，而將一等的位置空出。因為臼井大師僅名列第二，所以在原學會內的最高等位，就只有到「三等」而已。

⑥一等

空位。

特別一提的是，這裡所分的「等位」並非是輩份序列。而是依據各自精進靈氣的成果，而被認定的資格。自臼井大師以來的代代會長均留下訓示，希望勉勵所有人都能日夜精進而能無限提升自身的天賦靈能，並期待有朝一日，能夠出現比現存師範或臼井大師等，更為優異的靈能者。

（＊）營運之組織架構

在三等時，根據個人的精進狀況，若已完成「初傳、奧傳（前期／後期）、神祕傳」者，則會依據成果逐次授與「師範格、師範、大師範」，這之中若有特別靈能力顯著、治療效果優越、具社會影響力者，則會被選入學會，執行營運學會之職位。職位有四，即會長、理事、評議員、幹事。

（2）公開傳授說明：本人遺留

《臼井療法手冊》是歷代原學會提供給會員的指導手冊。在《臼井療法手冊》中便記載有「公開傳授說明」的所有內容。（參考：附錄）

由於當年臼井大師曾經任職過記者，因此在他的「公開傳授說明」的問答當中，可以見到他筆觸完美地將深奧的內容，歸納成簡潔的文體。對靈氣有興趣或想深入了解者，建議可以再三品讀。

雖然臼井大師留下此珍貴的資料，但是此面談是於何時舉行，或參加者有哪些人等的詳細狀況，至今依然無法得知。

（3）五戒教導：本人遺留（如第五十七頁圖）

在臼井靈氣療法中，極為重視臼井大師所留下的「五戒」的內容與實踐。在《靈氣療法手冊》中便有記明文記載載著「五戒」內容如下。有關五戒的詳細說明，請參考「第三章　二、療法特徵」（第九十九至一〇三頁）。

・題名：

日文原文：招福の祕法　萬病の靈薬

中文譯意：自他幸福的靈祕法門，救治萬病的靈魂妙藥。

・正文：

日文原文：今日丈は　怒るな　心配すな　感謝して　業をはげめ　人に親切に

中文譯意：就在今日、勿動怒、勿擔憂、心懷感謝、精進課業、待人親切。

招福の秘法
萬病の靈薬
今日丈けは　怒るな
心配すな　感謝して
業をはげめ　人に親切に
朝夕合掌して心に念じ
口に唱へよ
心身改善 臼井靈氣療法
肇祖
臼井甕男

臼井靈氣之五戒

・後文：

日文原文：朝夕合掌　して心に念じ口に唱えよ

中文譯意：朝夕合掌　心唸口誦。

每日的心唸口誦，是在提醒我們每日要淨化自己、自我成長」，才能與自然宇宙的真理同步，並能夠為自他帶來幸福之意。

（4）【天鷹神社之石鳥居】：

本人遺留

與臼井大師本人直接有關，位於岐阜縣。此石鳥居是臼井大師於一九二三年捐贈予天鷹神社的天然石造鳥居。

上面刻著捐贈日是一九二三年四月，而一九二三年是「心身改善臼井靈氣療法學會」創立後的一年，應是學會營運已上軌道，臼井大師也在全國各地教授靈氣之時。

另外在此石造鳥居上刻有捐贈者臼井大師，與他的兩位弟弟臼井粲哉及臼井邦慈之名。有關天鷹神社的詳細說明，請參考「第五章　靈氣相關地」。

（5）【臼井大師功德碑（牛田從三郎 書）】：後代弟子紀念

臼井大師功德碑是由牛田從三郎所書。在臼井大師於一九二六年三月逝世後，原學會就由第二代會長牛田從三郎接手。

有關石碑內文的詳細中譯，請參考「附錄」。

第二章 精神鍛鍊實修篇

一、靈學原理

（一）人是萬物的靈長

天地自然間的所有具備生命的生物，內部都具備靈氣。靈氣是無形無色，而會流動放射的自然生命能量。雖然一般難以被肉眼所見，但卻是所有生命賴以生存的必須能量。

在臼井靈氣療法中，將此至高無上的能量稱為「靈氣」。但事實上世界各地的人們，也早已都發現此種能量，雖然使用不同的名詞，但卻都是描述同一種作用。如被印度人稱為「Prana」、被歐洲人稱為「生物磁氣」、被日本靈術家稱為「靈子、靈素」等等。

人因為是萬物的靈長，所以能夠透過不懈怠的修煉，而達到與神佛同樣等級的力量，這是人以外的生物無法做到的。

神佛或基督的畫像上都會畫著頭部或全身發出靈光，這就是聖賢高僧等，透過精神統一的修煉後，而能充滿巨量的靈氣所放射出來的靈氣之光。

人本來就可以跟神佛一樣，但因為我們身處人類社會中，會面臨許多生存競爭，因此心中便會容易產生許多煩惱、慾望、焦慮、憤恨、悲傷等，時而迷網、時而執著、時而搖擺不定等等，因而導致靈氣大量流失或滯留阻礙，所以全身便無法發出靈氣之光。

在靈氣中透過實踐五戒、進行精神統一鍛鍊，目的就是要協助與生俱來的天賦靈能可以重新甦醒並快速彰顯，而將之使用於改善自他的身心狀況，或人生其他方面。

（二）治療與痊癒

「治療」是起於外在介入的手段，「痊癒」則是發動內在力量（自癒療能）的結果。在對抗疾病的治療過程中，若選用了強烈的介入或破壞手段，或許得以消滅疾病，但是也危害了內在力量（自癒療能）的發動，而容易讓身體陷入惡性循環。

在無限的天賦靈能中，上天給予我們人類最珍貴的就是「自癒療能（免疫力、自癒力）」。當屬於自癒療能的「免疫系統」遇到敵人時，就會執行攻擊、吞噬、驅趕等作用，接著便會啟動「自癒系統」進行淨化、補給、修復、重建等作用。

人會生病幾乎都是由於違反自然之道而來，因此維持身心健康的重點，首要應在於如何避免生病、如何保持健康，最後才是如何讓病情好轉。醫聖希波克拉底（Hippocrates）曾說過很重要的觀念：「在治療的過程中，首先要能夠避免再繼續製造新的傷害，其次就要尊重人體自然的自癒療能。因為疾病是否能夠痊癒，終究是與個體內在的自癒療能有關。」

因此當身心不適時，並非一定要依靠他人之手、或是醫藥外物等，應該要試著透過使用靈氣促進自身的「自癒療能」發動，而自然獲得舒緩或痊癒。即使一開始在使用靈氣時，會有半信半疑的態度，但是隨著治癒的經驗與有效事實不斷增加，便能夠體會靈氣療法的效益。人生必須看成果，與其頭腦懷疑裹足不前，不如試著親身實際操作或進行實踐鍛鍊，則成果自然會顯現。

當人生病時或能量下降時，會造成個體的防禦功能下降，此時若再使用激烈的藥物或激進手法時，個體就會不堪負荷，而自癒療能也就難以發動。所以若是已經進入難以發動自癒療能的階段時，除了接受來自外在的協助之外，還應該要多注重日常飲食、心靈淨化、適度運動及環境改善等的養生條件。

（三）靈主肉從

世界有名的大哲學家康德，其學說深刻影響著近代西方哲學，並開啟了德國唯心主義之路。

康德在他的自傳中記載著，他生來就罹患胸部畸形病症（佝僂病），所以當他成長到十七、八歲時，因為大約只有小學生左右的發育狀況，而且體質非常虛弱，所以他的雙親非常擔心，就帶他前往醫院接受診治。

醫生一開始斷定康德所剩時日無多，最快只剩下數月而已，但因為覺得直接告知的話，對康德來說太過殘忍，因此便改口說「依據養生狀況，大約還可以撐過六、七年沒問題。」聽了醫師這樣說之後，康德立即回話說「我若不成就，就絕對不死！」

自此之後康德不再哀訴痛苦，只專注在最喜歡的哲學研究上，最後不但活到八十歲左右，還成為了舉世聞名的大哲學家。這就是因為康德持續抱持著強烈信念的結果，而實證了靈主肉從的唯心實相。

身心本是一體，主體的心若是強大，則身體必然只能聽從。有時我們的「身體」或許罹患了一生難以改變的殘疾或疾病，但是一定要記得的是，我們的「心」並沒有生病！

將鍛鍊身心健康的重心放在精神方面（心）的做法，是東洋哲學與靈學中，衍生出來的獨特健康法。

二、精神統一鍛鍊法

從人類開始存在的歷史當中，當面臨內在或外在的身心疾病時，大多數的時間都沒有西洋醫學或醫藥在場。但即使如此人類卻依然克服了各式各樣的疾病威脅，而能夠繁衍存活下來。事實上這就已經說明了，人類與生俱來的「天賦靈能（自癒療能）」從古至今一直都發揮著強大的效用。因此今日的我們，依然可以繼續仰賴。而如何讓我們內在此種神奇的「天賦靈能」發動（發靈法），則就是本章要講述的重點。此法亦可以說是一種可維持與增進靈氣能量的「自力靈授」法。

（一）目的：發動大量靈氣（自力靈授）

所謂「精神統一」，亦被稱為「身心統一（身為精氣、心為神氣）」。意思就是讓心長時間定在固定的一處。古今中外有許多修行人會進行沖瀑布或其他苦修方式，目的就是努力要讓心能夠長時間定固定在一處。

靈氣可說是「精神統一」後的結果產物。因此是否能發動或流動大量靈氣以作為靈氣療法之用，必須取決精神統一狀態。也就是說當精神統一狀態越佳時，則靈氣質量就會變得越強大。此章中所講述的「精神統一鍛鍊法」，就是協助自身「發動大量靈氣」之方法，亦稱為「發靈法」。

人是萬物的靈長，所以人人天生就潛藏著與神佛同等級的天賦靈能。但因人心千差萬別，所以要讓這些天賦靈能高度展現，必須透過「精神統一」的鍛鍊才能達成。

事實上當精神統一後，人就會開始自然啟動諸多的天賦靈能，人的天賦靈能無所不能，有些能叱吒狐狸妖怪、懾服狼虎鷲鳥、壓勝病魔惡靈、左右千百里外之人等等，不勝列舉。當然其中也包括了我們生命中最需要的「自癒療能」。當獲得大量靈氣流動時，我們的天賦靈能（自癒療能等）就會開始自然發動，而便可用於自我療癒，亦能夠治癒他人。

當精神統一並發動大量靈氣後，不僅靈氣質量會增多變強，還有人的諸多其他天賦靈能都可能自然啟動，但本書是針對靈氣療法之書，因此僅針對發動大量靈氣進行論述，不多贅述其他。因此在傳統日本靈氣療法中，為何不可缺少「精神統一鍛鍊法」的理由就在於此。

在此提供最具體的鍛鍊方法。以下每一項均可依照自身的時間與身心狀態，可選擇單獨練習、亦可互相搭配練習或全部練習。

（二）方法與步驟

或許一開始會覺得精神統一的鍛鍊有些辛苦，但是要知道的是，這世間所有速成品都是廉價無用之物，因為實踐與經驗太過淺薄，很容易隨著時間的經過便會被淘汰或遺忘。但相對地若是能夠持續數日、數月、數年、十數年、數十年在日常生活中不間斷，則就會必能獲得真實不虛的神奇力量，神奇的力量向來都出自於最日常的平凡。

（1）活動身體，柔軟脊柱是重點（五至十分鐘）

1. 要精神統一，必先要調整身體開始。以前有些修行人會先進行許多身體鍛鍊苦修，目的就是要讓心能夠長時間定固定在一處，因此首先就要讓身體避免過於僵硬，開始前或平日裡，可以做些簡單的體操等，多鍛鍊身體的柔軟度。
2. 若是時間不多時，則重點可以放在中央脊柱的調整上（前後左右／傾斜運動）。鍛鍊精神統一的第一要件，就是要活動身體，維持適當的柔軟度。

（2）靜坐（二十至三十分鐘）

1. 環境方面，盡量選擇安靜的環境，並避開人多吵雜的時間（早上起床後、晚上睡覺前最佳）。以能夠安靜與清淨的時間、空間為首選。
2. 姿勢方面，只要盡量維持舒適放鬆的姿勢即可。脊椎稍微挺直但切勿過度用力，勿壓迫到丹田。可坐在一般椅子上或席地盤坐、跪坐。

3. 眼睛方面，因為張開眼睛容易招致許多雜念或引起精神渙散，因此以輕閉雙眼為佳。挺直脊柱後，將左手握右手自然置放於下腹部前。縮起下顎，眼睛先低看向前方大約一公尺處後（眼球往上看時，內心較難平靜），安靜輕閉雙眼。

4. 呼吸方面，採用鼻吸鼻吐的自然腹式呼吸方式，盡量維持安靜且細長的呼吸。吸氣時每次都吸飽氣至充滿下腹部，吐氣時每次都吐到底為止。吸氣與吐氣之間可以屏息停數秒，亦即「吸氣─屏息數秒─吐氣」。呼吸不僅是生命的第一要件，亦可說是用來增進健康、精神統一、發動靈能的最基礎工程。

5. 剛開始可先保持以上的姿勢，至少靜坐十分鐘後，應該就能安定身心。若是要鍛鍊精神統一，則建議每次進行三十分鐘或一小時左右。重點就在於讓精神能夠充分安定。

（＊）**重點提醒**

若是要強健身體，則每日早晚需要多呼吸新鮮空氣，來強化氣血活力。

使用腹式呼吸，可以鍛鍊下丹田以修養身心，是非常重要的養生法。這是因為空氣中蘊含著大量的生命能量。

呼吸方面，有一個要點就是「屏息」，因為有短暫的屏息時，可以讓氣在臟器內滾盪，這等於是在對臟器進行能量按摩。

腹部方面，特別是下腹部要盡量放鬆。頭、肩膀、脖子也盡量放鬆，想像自己的頭就像是充滿氦氣膨脹的氣球一樣，但是意識仍然只會集中在雙手掌心和十隻手指上。

（3）合掌鍛鍊（二十至三十分鐘）

1. 在以上靜坐完成之後，便可以進入合掌鍛鍊。
2. 手掌方面，手掌的各指間輕鬆緊閉但不要留有空隙，接著將左右兩手掌合掌於眉心位置（勿高過眉心、勿低於肋骨）。當雙手合掌於此處時，便會自然升起虔敬、謙恭之心，並能夠將精神力量集中在雙手內。
3. 肩臂方面，雙手上舉合掌時，肩膀與手臂切勿太過用力要盡量放鬆為佳，還有雙手臂位置勿距離身體過遠或過近，以能夠長時間維持正三角形之適當姿勢為要。
4. 保持以上的姿勢至少二十至三十分鐘。若是要鍛鍊精神統一，則建議每次進行四十分鐘或一小時左右。

（＊）重點提醒

正確的合掌是左右手的各手指互相接觸，在雙手掌中幾乎沒有空隙。兩手高舉至大約位於眼睛視線或鼻子的位置，因此呼吸的氣息在指尖會有感覺。兩隻手的手肘不要依靠在身體上，上腕的部分與身體之間會分離大約一個雞蛋大小的距離。接著就是挺直背脊，骨盆稍微向後移動坐穩之後，背脊自然就會挺直。

（4）言靈（念誦詩句、肯定語句、信仰語句、御製等）／（五至十分鐘）

為了要更加淨化精神力，接下來會念誦自己信仰或喜愛的「肯定語句」或「名詩名句」或「信仰語句」均可，藉此可以連結到自然宇宙間的靈妙之力，有助於我們消除內在雜念、淨化外在環境，而為內外在帶來轉變。

特別一提的是，在原學會中，在此階段都會藉由念誦明治天皇的「御製」（和歌），來作為協助鍛鍊精神統一之用。臼井大師當年從明治天皇共近十萬首的御製中，特地挑選出一百二十五首，以作為邁向精進精神修煉之道的第一步。此傳統直至今日一直被保留在原學會內。這不僅是因為明治天皇是一位優越的文學家，他同時亦是一位具備極高度靈能力的靈能者的緣故。

在完成以上（1）～（4）之後，接下來的（5-1）～（5-5），便可視每日自己的時間與身心狀況，自行挑選單或多項，並自訂練習時間長短即可。重點不一定要多長的時間，而是在於「堅持」每日不間斷的練習。

（5-1）分掌鍛鍊（靈氣感知）

「分掌鍛鍊」是靈氣感知中重要的鍛鍊，亦是獲知精神是否統一的最大指標。若是無法充分鍛鍊則有可能較難感知靈氣或病源反應，若是對能量感知並非敏感者，也切勿輕易自我放棄，反而應該多花時間進行練習，只要能夠多加練習，任何人早晚都會擁有一雙感知敏銳的雙手。

1. 在完成前面的「（1）～（4）」之後，便可以開始進行分掌鍛鍊。
2. 先將合掌的雙手保持原狀，緩慢放下至與太陽神經叢（胃的位置左右）垂直之位置。接著再將合掌的雙手，開始慢慢進行分掌動作。亦即先慢慢地分開雙手掌相距大約一至二公分，然後將精神集中在雙手之間。此時兩手應多少感覺到有些溫熱感、或是各式各樣若有若無的微細能量感等。接著繼續慢慢讓掌中匯聚能量，直到觸覺上感覺到像是摸到成形的球體一般（此稱靈氣球或光球）、或是感覺到強烈的電流感時，這就是眼睛雖然不可視，但卻實際可以使用觸覺去感知到的靈氣能量、靈氣之光。

3. 當雙手已經感受到上述的感覺時，此時就可以再將雙手掌的距離擴大至三至五公分左右，接著一樣繼續感知能量、匯聚能量，並產生了觸覺上的感覺後，便可以再繼續一邊拉合，一邊擴大雙手掌的距離至五至十公分。

4. 如此類推，可以逐漸擴大至二十公分、三十公分、五十公分等。但若是中途覺得兩手掌之間的能量感消失時，就是心神紛亂之時，亦即無法精神統一之時。此時可以回到（3）步驟再度進行合掌，重新恢復精神統一。

5. 藉由此鍛鍊後，逐漸地便可將精神長時間固定在雙手上。當雙手掌能夠感知出成形的球體（此稱靈氣球或光球）時，則是達到精神統一狀態，此時便可發出大量靈氣。

（5-2）指尖鍛鍊（靈氣感知）

「指尖鍛鍊」是與「分掌鍛鍊」一樣，同為靈氣感知中重要的鍛鍊，亦是獲知精神是否統一的指標。

1. 將右手五個指尖併攏後，全部垂直對準左手掌心，亦即右手掌垂直於左手掌。
2. 將右手的中指貼上左手掌一分鐘後，便將右手中指離開左手掌心數公分（三至五公分）。

此時左手掌心應該會感覺到從右手中指發出的像是涼風或能量感之感受。

3. 在感受上述的右手指的能量數分鐘之後，開始在左手掌上畫圓，接著就會因為指尖變換位置，而使左手掌會感受到涼風感或能量移動的感覺。此時切記將精神注意力放在左手掌上，專注精神就必能感受到左手掌中的能量感。這就是證明右手指尖會放射出靈氣的方法。

4. 上述方法，調換左右手掌之步驟，再進行一次。

5. 剛開始在距離三至五公分處，使用一手中指對另一手的掌心畫圓。但隨著精神越來越集中，則可以繼續練習擴大中指與掌心之間的距離至十公分、二十公分、三十公分、五十公分不等。當精神力越是集中則感知力也會越強，因此在擴大距離時亦可以強烈感知到靈氣能量。

（5-3）指尖之間鍛鍊（靈氣感知）

「指尖之間鍛鍊」是與「分掌鍛鍊」「指尖鍛鍊」一樣，同為靈氣感知中最重要的鍛鍊，也是獲知精神是否統一的指標。但因為此練習是一個較難的方法，因此可以先依照「合掌」→「分掌鍛鍊」→「指尖鍛鍊」→「指尖之間鍛鍊」之難易順序，依序進行鍛鍊亦可。

1. 將左手中指與右手中指平行互相對準碰觸。此時要注意左右手掌、手指不要彎曲且全部手指併攏成，亦即左右手垂直成一直線。
2. 接著慢慢拉開兩手大約二至三公分後，接著感受從兩手中指間發出的像是涼風或能量感之感受。
3. 隨著精神越來越集中，則可以繼續練習擴大指尖之間的距離至十公分、二十公分、三十公分、五十公分不等。當精神力越是集中則感知力也會越強，因此在擴大距離時亦可以強烈感知到靈氣能量。若能堅持每日不間斷地練習，則所有的手指都能達到互相感知的程度。
4. 此練習比較需要充分專注的精神力來專注於指尖，剛開始時可以先睜開眼睛練習，等待熟悉之後，再嘗試閉上眼睛，完全只用雙手指尖進行感知能量
5. 這是一個非常好的鍛鍊精神統一的方法，若是能夠達爐火純青時，則可以一邊說話，一邊就能感知指尖間的能量流動。

（5-4）穿透鍛鍊（靈氣感知）

當扎實地實踐了以上所述「合掌」→「分掌鍛鍊」→「指尖鍛鍊」→「指尖之間鍛鍊」之後，接下來進行此階段的「穿透鍛鍊」才有可能達成。

1. 運用上述分掌鍛鍊的方法，但在兩手掌之間置放一塊薄木板或雜誌、書本等均可，接著只需進行與分掌鍛鍊時，同樣的感知靈氣過程即可。

2. 一般人在未進行此法之前都會認為無法做到，但事實上只要實際進行之後，就會發現其實並不然。

3. 此方法用簡單的物理概念便可以理解。因為只要是物質就是由「原子」所構成，而原子主要是由三種基本粒子「電子、質子、中子」所構成，在這些基本粒子當中由質子與中子匯聚成為原子核，而在其周圍就會環繞著與質子同等數量的電子。而電子質量為質子質量的一八四〇分之一、而原子核的大小為一兆分之一公分。因此若將原子核與電子的距離設定為一公分時，則大約五十公尺外是電子環繞的區域。而在原子核與電子之間完全是真空狀態，亦即沒有任何物質在內，是個完全通透的空間。

4. 所以由原子構成的所有物質（肉體、木頭、石頭等），事實上是充滿了真空、空隙。因此在雙手掌間不論放了任何物質（書、木板、紙張等等），實際上都一樣可以如實感受到手掌發出的靈氣能量。

5. 雖說如此，但若是「分掌鍛鍊」無法掌握得宜，則「穿透鍛鍊」就難以感知。因此最重點的訓練還是在「分掌鍛鍊」。另外就是要打破我們的既定觀念，因為「基本粒子」本身既是粒子也是波動，所以並非只有眼睛看得見、手摸得到的物體才是實際存在的。

（5-5）眉心鍛鍊（靈氣感知）

感受眉心放出靈氣的方法。

1. 若是已經可以掌握上述所有的「合掌」→「分掌鍛鍊」→「指尖鍛鍊」→「指尖之間鍛鍊」→「穿透鍛鍊」時，便可開始更加鍛鍊雙手與身體其他部位之間的感知力。
2. 先將自己的慣用手貼於眉心處（手心對準前額中央處）一兩分鐘之後，接著與練習分掌鍛鍊一樣，亦即先慢慢地讓慣用手的手掌離開眉心大約一至二公分，然後慢慢去感知從眉心放射出靈氣的感覺，之後再逐漸地將手掌的距離擴大離眉心三至五公分左右繼續感知。如此類推，可以逐漸擴大至二十公分、三十公分、五十公分等。等待慣用手可以掌握感知時，再換非慣用手繼續進行鍛鍊。
3. 此方法就是用手掌來感知眉心（身體）所發出的靈氣。

（三）建議時間與次數

1. 若是以「持續不間斷，每日一次」之作法，則可視自己的身心狀態，每日訂下二十至三十分鐘之時間長度。
2. 若是以「持續不間斷，每日早晚各一次」之作法，則視自己的身心狀態，每日訂下十五至二十分鐘之時間長度。
3. 若是以「連續七日為一週期」之作法，則視自己的身心狀態，每日訂下三十至四十分鐘之時間長度，連續進行七日後可先告一段落。待下次時間或身心狀態準備充分，再啟動下一次的七日週期。
4. 若是依照上述建議，快則一至兩個月、慢則三個月至半年，相信均可獲得相當的結果。
5. 建議進行靈氣教學者或靈氣療法師，若是身心狀態允許，至少每日進行一次，或早晚各一次。

三、快速發靈鍛鍊法

因諸多因素而無法常常進行「精神統一鍛鍊法」而獲得大量靈氣時，則可先應急運用此章節所提供的兩種方法：「統合發靈鍛鍊法」及「五日發靈鍛鍊法」，此二法可以協助快速發動靈氣。另外，還有最後的一個選項，就是借助他力的「接受靈授」（他力靈授）了。

（一）統合發靈鍛鍊法

（1）目的

在一般日常生活中，安靜地抽出一段時間進行此練習，則在較短期間內必須應急運用靈氣時，便有可能較快獲得成效，或當接受了靈授之後，多加練習亦能協助維持靈授效果。

（2）步驟／每日三十至四十分鐘

統合發靈鍛鍊法的組成，由四個要素統合而成「靜坐與合掌→言靈→發靈（感知靈氣）」，要領說明如下：

① 靜坐與合掌

1. 環境方面，盡量選擇安靜的環境，並避開人多吵雜的時間（早上起床後、晚上睡覺前最佳）。以能夠安靜清淨的時間、空間為首選。

2. 姿勢方面，只要盡量維持舒適放鬆的姿勢即可，脊椎稍微挺直但切勿過度用力，勿壓迫到丹田為要。可坐在一般椅子上或席地盤坐、跪坐。

3. 眼睛方面，因為張開眼睛容易招致許多雜念或引起精神渙散，因此以輕閉雙眼為佳。挺直脊柱後，將左手握右手自然置放於下腹部前。縮起下顎，眼睛先低看向前方大約一公尺處後（眼球往上看時，內心較難平靜），安靜輕閉雙眼。

4. 呼吸方面，採用鼻吸鼻吐的自然腹式呼吸方式，盡量維持安靜且細長的呼吸。吸氣時每次都吸飽氣至充滿下腹部，吐氣時每次都吐到底為止。吸氣與吐氣之間可以屏息停約數秒，亦即「吸氣—屏息數秒—吐氣」。呼吸不僅是生命的第一要件，亦可說是用來增進健康、精神統一、發動靈能的最基礎工程。

5. 在完成以上調整之後，接著開始進入合掌姿勢。

6. 手掌方面，手掌的各指間需輕鬆緊閉不要留有空隙，接著將左右兩手掌合掌於眉心位置（勿高過眉心、勿低於肋骨）。當雙手合掌於此處時，便會自然升起虔敬、謙恭之心，並能夠將精神力量集中在雙手內。

7. 肩臂方面，雙手上舉合掌時，肩膀與手臂切勿太過用力要盡量放鬆為佳，還有雙手臂位置勿距離身體過遠或過近，以能夠長時間維持正三角形之適當姿勢為要。

②**言靈**（念誦詩句、肯定語句、信仰句、御製等）／（三至五分鐘）

為了要更加淨化精神力，接下來會念誦自己信仰或喜愛的「肯定語句」或「名詩名句」或「信仰語句」均可，藉此可以連結到自然宇宙間的靈妙之力，有助於我們消除內在雜念、淨化外在環境，而為內外在帶來轉變。

③**感知靈氣**

當藉由以上方法讓身心都安定下來之後，繼續合掌靜坐時內心就會越加清澈，此時手掌也會開始湧現大量溫熱感，此稱為「靈熱出現（靈熱感）」。若是更能夠繼續合掌靜坐下去時，手掌會開始感受到類似電流感，此稱為「靈波出現（靈波感）」。

當一開始感受到微細靈波感出現時，便是靈氣正式發動時之證據。如果能夠讓身心持續維持安定的靜坐時，則此靈波感便會越來越強烈。精神越是統一則靈氣就會變得越強大。反之若是身心狀況較混亂失衡時，則此感受就會消失無蹤。

（3）建議時間與次數

連續三日不間斷，每日早晚各一次，每次約三十至四十分鐘。

（二）五日發靈鍛鍊法（參照：富田魁二之五日修養法）

（1）目的

此法出自於當年被人譽為是「最高治癒率」的名術家富田魁二而來，據說他所施作的靈氣，往往都會帶來驚異的治癒效果。

（2）步驟

★詳細「(1)～(4)之要領」說明：請參考「精神統一鍛鍊法（第六十三頁至第六十九頁）」

①第一日（發靈）

a. 依據前述「(1)～(4)之要領」，進行「合掌靜坐→言靈→發靈」三十分鐘。

b. 在結束前，可以做數次的深呼吸，以協助身心更為調和，並使靈氣穩定匯聚於丹田處。有些人在第一天或許已經可以感知到細微或明顯的「靈熱或靈波」。

② **第二日**（發靈）

a. 依據前述「(1)～(4)之要領」，進行「合掌靜坐→言靈→發靈」三十分鐘。連續進行至第二日時，便可以累積住第一日的靜坐感覺。

b. 在結束前，可以將意識放在感受合掌的雙手掌心內，應該可以感知到強烈的「靈熱感或靈波感」，手掌心出現有像電流般竄動之刺麻感（更強烈的靈波感）。

③ **第三日**（發靈→分掌鍛鍊）

a. 進行依據前述「(1)～(4)之要領」，進行「合掌靜坐→言靈→發靈」四十分鐘。

b. 隨著連續進行至第三日時，當靜坐越是安定，則會發現在很短的時間內，掌中便可產生靈熱，或是類似電流般竄動之刺麻的感覺（靈波感）會越來越強。此時接著進行「分掌鍛鍊」（十至二十分鐘），則非常有利於獲得發靈（發動靈氣）及靈氣感知。

★**詳細「分掌鍛鍊」說明：**請參考「精神統一鍛鍊法」

④ **第四日**（淨心發靈→指尖鍛鍊）

a. 依據前述「(1)～(4)之要領」，進行「合掌靜坐→言靈→發靈」四十分鐘。

b. 隨著連續進行至第四日時，在很短的時間內掌中的靈熱感或靈波感便會發生。此時便可以接著進行「指尖鍛鍊（左右手掌各十至二十分鐘）」，則非常有利於獲得發靈（發動靈氣）及靈氣感知。

★**詳細「指尖鍛鍊」說明**：請參考「精神統一鍛鍊法（第七十至七十一頁）」

⑤ **第五日**（淨心發靈→分掌鍛鍊）

a. 依據前述「(1)～(4)之要領」（參考：精神統一鍛鍊法），進行「合掌靜坐→言靈→發靈」二十分鐘。

b. 隨著連續進行至第五日時，在很短的時間內手掌中的靈熱感或靈波感便會發生。

c. 進行「分掌鍛鍊（十至二十分鐘）」，有利於獲得發靈（發動靈氣）及靈氣感知。

d. 接著進行「指尖鍛鍊（十至二十分鐘）」，有利於獲得發靈（發動靈氣）及靈氣感知。

e. 完成a、b、c後，則可以開始試著為自他進行靈氣療法，此時應該可以讓被施作者感受到症狀的舒緩，而自己對於靈氣感知也會有一定程度的敏銳度。

（三）接受靈授

（1）有關靈授

靈授是指，促進快速發動靈氣或增進靈氣質量之方法。若能從具備靈氣充沛者處，接受越多次的靈授，則自身的靈氣能量便會日漸增強。再加上正確理解核心原理、知識與技法時來，則就會如虎添翼。

若在接受靈授後，能繼續不斷運用「精神統一鍛鍊法、或統合發靈鍛鍊法、或五日發靈鍛鍊法」，則將可維持較長的優異效果。

若是暫時還無法找到適合為你進行靈授者，提醒你也不能任由歲月蹉跎，而應該嘗試自力進行本書中之「精神統一鍛鍊法、統合發靈鍛鍊法、五日發靈鍛鍊法」的方法提升自己。

（2）靈授的例子

在此處想特別說明一下，當年臼井大師為何在靈氣療法中，加入唸誦「御製」，這是因為世間的藝術或文學，都是人所創作出來的，因此留有當時創作人的許多力量或頻率。而在靈氣療法中，加入念誦「御製」的深層意義，就是在於連結高振動頻率，以利提升靈氣能量之故。

以下舉例說明，當時的明治天皇能夠放出強大的靈氣之例。

（例）有位來自英國的神學博士（John Batchelor），曾經在明治天皇執政期間，最初是為了靜養身體前往北海道函館，之後便開始在函館進行傳教活動。他為當時北海道的愛努人設立學校、幼稚園、保護學園，也寫下蝦夷今昔物語（一八八四），是一位為愛努人貢獻良多的奇特人物。

有一次明治天皇前往北海道時，因為聽聞過這位博士的功績，所以對他表示讚揚並授與勳章，之後隔年便邀請這位博士前往觀櫻會。據說在觀櫻會上，這位博士與明治天皇直接握手之際，便感應到強烈的靈氣而覺得非常驚奇。本來這位神學博士就是一位人格高尚的人，當與人格亦相當高尚的明治天皇握手時，實質上便可說是等同接受了來自於明治天皇的靈授，因而成為一位靈能者（天賦靈能被啟動）而開始有了治癒能力。因為在這之後，博士本人也不清楚理由為何，卻發現到自己使用雙手便能夠治癒其他人的病痛。

（3）「心身改善臼井靈氣療法學會」之靈授流程概略

因為本身目前亦從「心身改善臼井靈氣療法學會」相關獨立研究團體內被認可而取得該會之靈授方法（神祕傳），同時多年前也早已取得「直傳靈氣」之靈授方法。因此才能同時得知此二者屬於傳統日本靈氣的典型靈授概念、程序與方法。

不論是哪種「靈授」，都僅能於面授課程時實際進行。

第三章　靈氣療法實踐篇

一、核心要諦

（一）預防勝治療

使用靈氣要先有一個重要的觀念就是「預防重於治療」，亦即預防尚未發生的疾病（未病），比發病後的治療還要重要。

「未發生疾病（簡稱未病）」的概念實際上在東洋醫學中是既有的重要概念。此名詞實際上出自於中國最古老的醫書《黃帝內經》中，此書中提到對於治療「未病」的描述如下「聖人不治已病治未病，不治已亂治未亂，此之謂也。夫病已成而後藥之，亂已成而後治之，譬猶渴而穿井，鬬而鑄錐，不亦晚乎！」。這裡的意思就是說「聖人不會治已經發生的病，而只會選擇在疾病尚未發生時就進行治療，若是已經發生疾病之後才想到要治療，就好像是臨渴時才去急急忙忙去挖井，已經發生戰亂時才開始要打造兵器，這些就已經太晚了！」

有很多人或許不太了解「未病」的重要性。有名的扁鵲是春秋戰國時期的名醫，有一天魏文侯就詢問扁鵲：「我聽說你們兄弟三人都會醫術，那麼究竟是誰醫術最高？」扁鵲答說：「大哥醫術最高，二哥其次，而我最差。」此時魏文侯驚訝地問：「那為什麼只有你名滿天下，而他們兩人卻毫無名氣？」此時扁鵲答說：「我大哥的醫術高超，因此可以防患於未然。在尚未發病之前，他從氣色便可以判斷出來，然後就立即進行調理，因此就會很快恢復健康。因此天下人都以為他不會治病，所以他很沒有名氣。我二哥的醫術居次，他能在發病之初，就精準先對症用藥，所以能夠防止病情加重，讓病人在早期時便能痊癒。因此我二哥在鄉里間小有名氣，但是也只是被人當成是個會治小病的醫生而已。而我扁鵲因為醫術最差。所以都要等到病入膏肓了，我才會下猛烈之藥以求起死回生。正因如此，這世上的人便都以為我是個神醫。所以仔細想想我大哥治病可以讓人的元氣絲毫不減損，而我二哥治病可以在稍有減損時便能補充恢復。而我扁鵲治病雖說可以起死回生，實際上但卻會讓人元氣大傷。所以您說，我們三人之中誰的醫術最為高明呢？」

以上的故事就是告訴我們最高等的名醫，會在形體出現之前，便將之化於無形。也告訴我們理解未病的重要性。

而上述的「未病與疾病」如果在現代社會來看，可能會有幾種可能性：

- 內部已經失衡，但未顯現成疾病。
- 未有症狀，儀器檢查數據還在「正常值」。
- 未有症狀，但儀器檢查數據「超出正常值」。
- 已有症狀，但即使進行精密儀器檢查，依然原因不明無法斷定。

已出現症狀時我們通常稱為生病（已病）。但未出現症狀時（未病），其實有可能病源已經存於體內，只是病症尚未顯現而已。若不及早治療，則日後必定會發作；但若能及早治理，則能防範於未然。

靈氣運用的核心原理，最重要的就是要將其運用在「未病」時，若能提早察覺或感知問題的所在處，亦即先找出「病源反應」處，並針對該處施作靈氣，便能在問題尚未發生前就先解決它，而達到預防「未病」之效果。從扁鵲的啟示來看，運用靈氣在預防「未病」的價值，絕對大於生病後的使用價值。

（二）治癒的極限

在靈氣中所謂治癒就是指，使用雙手感知找出「病源反應」的部位，然後再施作靈氣於該部位，直至「病源反應」舒緩或消失後，則身體的不適症狀便會從根部獲得真正的治癒。

此療法通常對於一時性的外傷（切割傷、燒燙傷、飲食不適等）改善快速，但對於慢性或惡性疾病則可能需要較多時日，對於減緩副作用或疼痛、苦痛等效果俱佳。

即使在其他領域的療法中被放棄治療，但若是能夠持續每日不斷地給予有益於生命力的靈氣的話，則就能夠協助患者發動或提升自身的自癒療能，而一定都會有正面的效果。另外在面對棘手的慢性或惡性疾病時，也切勿太過心急，而想一次或短時間內快速解決，只要「持續、定期」地施作，就會獲得一定程度的緩和或是根本的治癒。

不管是急性、慢性、惡性的病症應要儘快前往醫院檢查，之後再視狀況併行靈氣療法。因為在今日科學資源豐富公開的時代中，一定好好利用西洋醫學的便利性，只需要取其利而避其害，則一樣可以在許多方面獲得西洋醫學的恩惠。在原學會中，亦有明示「絕對不要否定西洋醫學，而要將臼井靈氣療法與西洋醫學併用。當出現在西洋醫學領域或在其他領域中被放棄的病患，一定要盡可能地以靈氣協助。

雖說臼井靈氣療法是「招福祕法．萬病靈藥」，但因為自然宇宙間存在著一定的法則，所以人亦無法違反此種法則。因此以下列舉的數種狀態，則屬靈氣無力的範圍。

（1）天生課題

出生時就帶來的身體或智能障礙，如小兒痲痹、肢體障礙，聽障或視障等。這是屬於上天賦予本人的課題。

（2）壽命大限

據說臼井大師曾經提過「當人上天賦予人的壽命大限來臨時，即使靈氣亦無法做任何改變」。任何人都無法永遠活著，每個人從一生下來之後，一定會在某一天，以某種形式迎接肉體死亡的到來。即使是靈氣也不能違反此自然壽命的法則。

（3）不可逆物理性傷害

已經受到物理性傷害的狀況下，如讓亡者復活、讓被切斷的手腳長出、讓先天性身障完全復原等，都是超出靈氣療法能夠改善的範圍。

（4）疾病的進展過快

疾病的進行狀況過於快速，因此導致施作靈氣時間及質量很難或無法趕上（例如：重症或癌症末期時，癌細胞全身轉移擴散）。此時就應該先將主軸放在，緩和患者的疼痛及協助面對心理上的痛苦或恐懼不安上。

若遇以上數種狀況時，一定要事先告知當事人或相關親友，以避免產生錯誤的期待。雖說如此，但是從自身或其他靈氣實踐者的經驗談中，均可得知即使是無法改變生命的長度，但是卻對於提升生命品質有莫大的幫助。

（三）健康的根基

（1）身心的自然靜養

當身心安靜下來進行自然靜養時，人體本身的自癒療能，就會隨著時間慢慢恢復作用，所以說，好的睡眠品質和足夠的睡眠時間非常重要。因此不要想要快速追求奇蹟或心急就要馬上恢復健康，唯有給予身心足夠的自然靜養時間，靜待內在的自癒療能恢復而再度啟動，才能獲得真正的治癒。若是無法空出時間進行自然靜養，又常常熬夜失眠等，則不論使用任何名貴藥物、療法、食補或氣補等，終究難以奏效。

（2）注重飲食養生

自然與規律的飲食就是最好的醫藥，更是去病養生的重要一環。平日菸酒過度、暴飲暴食、多食少動、食用過多加工食品等，都是損害身體健康的不良習慣。

《內經．素問．臟氣法時論》提到「毒藥攻邪，五穀為養，五果為助，五畜為益，五菜為充，氣味合而服之，以補益精氣。」這就是說明食物的四大來源為五穀、水果、肉類及疏菜。而其中五穀養命滋養臟腑、五菜補充纖維、五果助消化強化免疫、五畜會增加蛋白質而強身益氣。所以日常最重要的養命來自於五穀，若能經常食用玄米或五穀、十穀飯或粥，並均衡攝取其他有益食物，將可更為延年益壽。

（3）適當的排泄

若是身體機能健康時，則排汗、排尿、排便功能便會自然運作。但如果功能失調時，則體內累積的毒素，就會傳送到皮膚而造成癢痛或濕疹等。

每日的飲食不當（化學物質、污染物質）、生活不規則、或壓力過大等，都會讓我們產生大量毒素與老舊廢物。若是人體的排泄功能不佳，而無法每日適當排泄（便祕等）時，則毒素或老舊廢物就會容易累積在體內，而使細胞經常處於污然的環境下，則細胞活力便會漸減，而容易免疫力下降或易受到疾病的侵擾。

靈氣因為可以直接進入臟腑，因此可以協助排出毒素或老舊廢物。經常施作靈氣於胃腸時，對於促進排泄老舊廢物或毒素相當重要。

（4）氣水血三通

東洋醫學中會提到體內會有「氣流、血流、水流」的三通之重要性。

氣若不通時，則判斷力就容易駑鈍、或容易情緒憂鬱低落等等。血通其實又與氣通息息相關，因為氣通會直接影響到血通，當血不通時則腸胃的蠕動會開始鈍化，因而容易產生便祕。血通產生問題時，則新陳代謝就會低落，而養分就無法充分傳送到全身各部位。因此抵抗力會變弱、容易產生便祕、血液中的腐敗物也容易進入關節組織等。水若不通時，則會讓多餘的水分滯留在體內，而導致濕疹、水腫等症狀。

若「氣流、血流、水流」都能夠三通的話，則新陳代謝就會活絡，疾病就不易發生。

（5）心靈的排毒

人是同時擁有身心兩面的高等動物，更徹底來說人是一種精神性或靈性的存在，因此不僅身體需要排毒，心靈上也需要進行排毒，心靈的毒素有如，壓力、憤怒、不安、嫉妒、執著等等。

若是一個人超過半年以上都處於某些負面情緒時，則身體內部大半以上一定都已累積大量的毒素。所以除了注重身體排毒之外，懷著感謝的心、多施作靈氣於精神矯正等的相關部位，都能夠改善身心狀態與自身運勢。

（6）自癒療能的覺醒

疾病能夠痊癒，是因為與生俱來的自癒療能，能夠順利發動的緣故。人生來就具備自癒療能，但我們必須自己努力發動與擴展此種能力，以用來守護自己的身心健康。若是一味地依只靠外在的醫藥，則會讓自己與生俱來的自癒療能，越來越萎縮不振，而最後難以發動。

說到底醫藥並無法真正治癒疾病，因為即使是同成分、同劑量的藥物，也會因為服用者不同、體質不同、心情不同、環境不同等等，而導致藥物服用後的反應或療效完全不同。所以不可能期待用同一種成分、針對同一種疾病時，萬人都會產生同樣的效果。這只是對醫院或藥物的一種錯誤的偶像崇拜而已。因為只有自己內在的自癒療能發動，才能夠獲得真正的痊癒。

（7）改善外在因素

我們居住的風土環境也會對身體健康帶來很大的影響。特別是風、熱、寒、溫、燥等的外在家宅環境、寒暖濕度、日光空氣、還有文明公害的電磁波、輻射線的影響等等，都需要加以注意，稍不注意就會容易讓身體受到侵害而形成相關疾病。

（四）靈氣的效用

身心疾病的起因，均是源自於「身、心、靈」三個層面，而靈氣可以作用到此三個範圍。

（1）身體層面（身體、生理）

1. 提升自癒療能：預防疾病、保養身心、促進細胞或組織活力旺盛。
2. 平衡神經系統：安定睡眠、舒緩疼痛、消除疲勞、鎮靜情緒等。
3. 活化淋巴系統：增強體內的營養、生長、殺菌、抗毒之作用等。
4. 賦活胃腸功能：促進消化作用、免疫作用等。
5. 調節體內失衡：緩和肌肉緊張、安定呼吸、穩定血壓等。
6. 增進復原能力：瘀血、扭傷、脫臼、關節問題等發生時，協助消炎或鎮痛與復原。

7. 增進再生能力：火傷、刀切傷、燒燙傷等大小外傷時，促進人體再生能力，使缺損部分快速癒合或再生。
8. 加速新陳代謝及血液循環：利於代謝老舊廢物、增進內臟氣力或外在年輕活力等。

（2）心理層面（心的習性與煩惱、個人性格、行為習慣）

1. 協助克服負面情緒。
2. 協助克服負面思想。
3. 改善困擾惡習。
4. 重建良好心習。
5. 提升正面情感（感動、善良、寬大等）。
6. 提升逆境抗壓能力（堅強、無畏、勇氣、樂觀等）。
7. 協助個性維持安穩（自信、安定、接納等）。
8. 穩定冥想狀態（α 波：身心放鬆、或 θ 波：連結潛意識等）。

（3）靈魂層面（精神統一、靈性進化、優化人生）

1. 積極正向思考、勇於創造新生活、認知生命有意義。
2. 開展天賦靈能（療癒力、直覺力、心想事成力等）。
3. 人際關係良好且幸福感常在，明顯運氣上升。
4. 對於波動、能量、藝術等細膩世界更為敏感。
5. 感受到與自然宇宙的連結或互動。

（4）可與其他中西療法併用

靈氣療法是一種最自然的療法，且不使用任何的外來侵入性工具，因此可以與西洋醫學或與其他的精油療法、按摩療法、飲食養生法等等搭配使用，並不會產生任何副作用或衝突現象。於人生的各個階段均可使用（懷孕時、嬰幼兒期、青春期、成年期、老年期等）。

（5）所有生物均可用

靈氣療法不僅僅是對人可以奏效，對於其他動物、植物亦會有效。如，貓狗、牛羊、魚鳥、花草或種子等。以下是幾個來自原學會內的案例。

．（金魚的事例）水槽內已經奄奄一息的金魚，當將手深入水槽內，輕握金魚給予靈氣後，則該金魚便恢復元氣而又能開始游動無礙了。

．（蠶卵的事例）這是來自於學會內的師範之實驗。給予蠶卵靈氣後，所產下的蠶寶寶都非常的健壯，而且還能製作強健的蠶繭出來。

．（插枝的事例）在進行樹木插枝時，針對切口給予靈氣後則無枯萎發生。

當然還有許多不勝列舉的事例，都可說明靈氣對於生物的有效性。

（五）勿排斥西洋醫學

雖然不可輕視我們與生俱來的自癒療能，但同樣地亦不可輕視目前的西洋醫學，應抱持兩者並行，避其害而取其利之心態，以追求最佳效果。

西洋醫學專注在疾病的起因及對抗的方法。東洋療法則是集中在預防疾病與恢復身心平衡的方法上。這兩種方法都是我們現代人必須兩者兼具的。

雖說確實並非每個醫院或醫師都是好醫院或是有德有術的醫師，特別是有些人在罹患慢性或惡性疾病時，因為曾經在西洋醫學中，有過不好的治療經驗或感受，所以非常抗拒西洋醫學。但也有部分的人們，則是單純害怕或無法承受診斷結果，所以一開始就拒絕就診於西洋醫學。

臼井大師本人與原學會都是同樣主張：絕不否定西洋醫學，主張將臼井靈氣療法與西洋醫學併用。但是對於在西洋醫學領域已被放棄治療的人，則就要更加全力以赴使用靈氣療法。

這世上不論是西洋醫學或東西方任何自然療法，當然都會有無法治癒的疾病，所以靈氣療法也是一樣。但是一般使用醫藥就可以治癒的疾病，幾乎使用靈氣大多可以獲得相當的效果。

有些疾病或不適症狀使用醫藥會很快痊癒，但有些卻是使用靈氣比較快痊癒，所以並不是說有了靈氣就完全放棄醫藥，因為需將此兩者靈活運用，以追求最佳的照護或治療效果。

生活日常中所發生小症狀，大多使用靈氣就能獲得治癒，但是若是已經屬於中重症狀時，則應該選擇一位好醫師或醫院，聽取相關意見，以免延誤或影響相關病情。但是若是被西洋醫學宣布放棄的病症，則就要更多加運用靈氣。

二、療法特徵

（一）療法概要

（1）安心立命

臼井靈氣療法創始者——臼井甕男追求的最終開悟境界即為「安心立命」。亦可說是靈氣實踐者最終之目的地。

「安心立命」一詞，最初是出自於中國北宋時代，由道原所編撰《景德傳燈錄》，此書是中國禪宗史上一部重要的禪宗典籍。它整合了漢朝之後至宋朝的「禪宗」的教導，反映了禪宗發展的趨向和風貌。自兩宋之後，是所有想要進入禪門的初學者必讀之書，可以綜觀禪宗一千七百多人的師承、宗派、機緣語句等，是了解禪宗史最原始的資料。

禪宗不重視本身宗義的系統性建立，強調個人的修為及內在體驗，以開悟見性為修行重點。因此「安心立命」從禪宗的角度切入即是「將一切交託給上天，內心就不會產生任何動搖，而能獲得內心寧靜和平。此境界便稱為開悟。」

（2）五戒教導

在臼井靈氣療法中，極為重視臼井大師所留下的「五戒」的內容與實踐。

・題名：

日文原文：招福の祕法　萬病の靈

中文譯意：自他幸福的靈祕法門，救治萬病的靈魂妙藥。

・後文：

日文原文：朝夕合掌　して心に念じ　口に唱えよ

中文譯意：朝夕合掌　心唸口誦。

每日的心唸口誦，是在提醒我們每日要淨化自己、自我成長，才能與自然宇宙的真理同步，並能夠為自他帶來幸福之意。

・**正文**：
日文原文：今日丈は 怒るな 心配すな 感謝して 業をはげめ 人に親切に
中文譯意：就在今日、勿動怒、勿擔憂、心懷感謝、精進課業、待人親切。

・**就在今日**

人通常很容易悔恨過去或陷入往事中，或常常擔心或害怕未來的事情。但事實上我們真正活著的只有「今日」，過去與未來並不實際存在。昨日、明日都是今日的連續，昨日的結果今日會出現，今日的結果明日會出現。因此好好珍惜每一個今日，在每一個今日都能實踐五戒。這看來像是極為簡單的一件事，若是能每日持續不斷實踐，則必將會達到不凡的成果。因此就從「今日」開始。

・**勿動怒**

人類的許多情緒中，最令人感到極度不舒服的就是憤怒。當人一憤怒時就會呼吸急促、血壓上升等，而且會給自他帶來很大的傷害。人人都有自己的價值觀與信仰事物，因此理解自己與他人到底「哪裡不滿足、想要如何做才滿足」的原因，才能真正化解憤怒的情緒，並和平正面地解決問題。

・勿擔憂

擔憂、不安追根究底就是源自於「無法相信自己或無法相信別人」。如果過度擔憂或不安時，不但會讓內心力量萎縮、行動力減緩，還會讓身體內部的細胞活力大為衰弱。人與生俱來許多上天所賜予的天賦靈能，但自然宇宙也有它的運行法則，因此人只要盡力而為，接下來就是順其自然與接受結果即可。擔憂並無濟於事，因為會發生的就會發生，不會發生的就不會發生。

・心懷感謝

若是能夠對於任何人或任何事，都能夠懷抱感謝的心，則就是一個最幸福的人了。相反地若是一個人不知感謝，則他的內心絕對沒有豐盛與平安。人可以生活在地球上，是自己以外的萬人或萬物，給予我們許多幫助才有可能。

就像是古神道中會教人要感謝「太陽、月亮、大地、山川」之恩；佛教中會教人要感謝「國家、父母（祖先）、師友、社會」之恩一樣，我們不僅是要對施恩於己的人們或許多無名英雄感謝，更需要對宇宙大自然的恩惠感謝。因為感謝會讓我們重新取回身心的平衡，也會同步為我們帶來與天地自然間的和平。

．精進課業

天生我材必有所用，所以每個人天生就被賦予獨特的天賦才能，只要能夠誠實面對自己的人生課題，就一定能夠發現自己的天賦才能。而且若能夙夜匪懈地努力鍛鍊自己的天賦才能，則就一定能夠有所成就，並且能夠受惠於此。這是上天賦予的恩惠，也是人生的真理。

相對地即使具備很好的天賦才能，但卻放縱自己去怠惰身心，則生活一定會充滿苦難，不但容易一事無成，也有可能導致身心疾病。所以每日誠心面對自己的人生課題與天賦才能，日夜精進課業則必能有所成就。

．待人親切

待人親切被放在五戒的最後一項，就是在提醒我們，當我們能夠做到以上「勿動怒、勿擔憂、心懷感謝、精進課業」四項之後，內心才有辦法真正待人親切，因為一開始就為別人自我犧牲，並沒有辦法真正長久。

如果每一個人都能夠先健全自己，就能人人互助合作且能夠交換相互的親切時，則就可以不斷地循環待人親切，而帶來共同幸福的生活。施即是受，所以當自己有能力之後，就從自己開始待人親切，相信施受二者都會獲得極大的喜悅與滿足。

（3）御製一百二十五首

臼井大師當年從明治天皇共近十萬首的御製中，特地挑選出一百二十五首納入靈氣療法中，以作為邁向精進精神修煉之道的第一步。此傳統直至今日一直被保留在原學會內。

特別介紹一首，當年臼井大師在原學會中，每當有重要活動時，均會選用念誦的御製：

・日文原文：浅緑に澄み渡りたる此の大空の如く、宏々としたのを自分としたいものだ。
・中文譯意：就讓自己的心，像是一望無際的清澈青空，那樣地無限遼闊遠大。

（4）乾浴法

用於淨化自身的方法。

在我們日常生活中，要進行神聖或謙敬的行為時，都會特別進行的潔淨身心的動作。乾浴法就是我們在為自他施作靈氣前，讓自己的身心重整，恢復潔淨與平和的方法。

乾浴，就是如同讓身體接受瀑布的洗滌，以潔淨身心的意思。在施作靈氣之前進行乾浴，就等同是為了獲得強大的靈氣能量前，而預先接受瀑布洗滌，以潔淨身心之意。

做法與在神道中，要進入神社參拜而接受神靈的神聖能量加持之前，會在進入鳥居後以清水洗滌雙手、口、頭等一樣的順序進行。

在原學會內，至今保存著的乾浴法有三種，各有不同的作法與特色。

1. 雙肩版
2. 雙手心版
3. 雙手臂版

（5）丹田呼吸

所謂丹田，就是指匯聚從體外吸入的氣，而煉製丹之意。靈氣療法中用於鍛鍊精神統一或發動靈氣時，所用的呼吸法就是丹田呼吸法。

一般來說，丹田是指肚臍以下的位置。傳統日本靈氣中，會稱眉心為上丹田、胸部中央為中丹田、肚臍下方為下丹田。上丹田藏神（智）、中丹田藏氣（仁）、下丹田藏精（勇）。

使用丹田呼吸時，吸氣時讓氣充滿丹田，吐氣時完全吐出讓丹田完全收縮，過程中盡量安靜慢慢地吸氣與緩緩地吐氣。

此呼吸法能夠吸入大量的氧氣進入體內，在將呼吸時間拉長的過程中，就可以讓氧氣遍佈全身，而促進氣血流動與刺激內臟，而達到活化新陳代謝的效用，這也是東洋常見的養生法之一。在日本神道的修行中，丹田呼吸常被使用來作為淨化身心、鎮靜魂魄之用。

時常進行此呼吸法，將會對幫助胃腸健康、血液循環、心肺功能、情緒問題、睡眠問題、疲勞問題等，帶來正面的幫助。

（6）發靈法

靈氣會從人體全身自然而然地發出或放射，而發出最強靈氣的地方就是「口、眼、手掌」。以手掌來說的話，中高指的第二關節以上最強。但有些人的手掌也會放射出大量靈氣。在治療時將意識放在丹田處，則會協助發出較多靈氣。

因為靈氣是「精神統一」後的副產物。所以是說當精神統一狀態越佳時，則靈氣質量就會變得越強大。因此鍛鍊「精神統一」以求發動大量靈氣之方法，便稱為「發靈法」。

（7）靈授

由臼井大師考量創立的方法，目的是用來增進或獲得大量靈氣。在被靈授的瞬間，人本來就具備的靈氣管道便會開始被強化啟動，特別是雙手雙腳、呼氣、雙眼處，便會開始明顯感受到靈氣的流動。

・**靈授者：必須提升自我**

人本身就具備靈氣，雖然靈氣質量高低不一，但即使沒有接受靈授也會發出靈氣。因此身為為他人進行靈授的「靈授者」，必須需要具備相當的程度，才能真正讓他人從靈授中確實受益。臼井大師當年過世之前，也僅「挑選有限」的人數，傳授他們靈授（神祕傳）而已。這是因為「靈授者」必須具備較高品質，以確保靈授的效果。

・**被靈授者：選擇優質師者或自力靈授**

如果要接受靈授，一定要找到真正可以讓自己從靈授獲益的師者。若是暫時還無法找到，就應該試著進行本書中「精神統一鍛鍊法、或統合發靈鍛鍊法、或五日發靈鍛鍊法」等方法，而讓自己不需一直依靠他人，也能夠維持靈氣一定的質量。

（8）靈氣迴流

所謂靈氣迴流是指，多人（兩人以上）圍成一個圓圈坐下後，每個人將左手心朝上、右手心朝下後，與隔壁的人雙手牽在一起或是離開一些距離而流動靈氣的方法，藉由不斷循環流動的靈氣，便能協助淨化體內的雜質，讓身心獲得健康。

越多人同時進行，則所獲效果將會越大。每進行一次充分的靈氣迴流時，會對於全體參加者的身心狀態都會非常有助益。另外，靈氣迴流亦可以用來提高雙手的能量感知。

（二）施作原理

（1）病源治療

・有關「病源」一詞

當某種症狀發生時（如頭痛、發熱、嘔吐等），通常我們都會將專注力放到消除症狀上。但事實上卻是因為底層有「病源」存在，所以表層才會產生「症狀」。因此若想要一勞永逸的話，就必須徹底消除底層的「病源」，則「症狀」便會消失無蹤。

因此治癒疾病的重點應放在針對病源進行處理才行。使用解熱劑、止痛藥等等只能作用於消除症狀，並無法獲得真正的治癒。

而靈氣療法的最核心就是「感知病源所在處之後，施作靈氣直至病源反應消失」。

為了讓一般人都能夠輕易理解，本書之後都會固定使用「病源」一詞。在傳統日本靈氣中，與「病源」雷同的名詞有「病腺、迴響、反應」等等。但因為這些詞彙有些已經過時，或有些令一般人難以理解，因此在本書中，會統一採用出自於心身改善臼井靈氣療法學會所發行的《療法指針》中同樣的用語「病源、病源治療、病源反應」，以利更多人能夠精準理解與有效運用。

・病源反應

當我們在施作靈氣時，會將手置放於自己或他人的患部上，在經過一段時間後，則會發現雙手（或身體）會開始感知到各式各樣的細微感覺，這是一種源自於生命力之自然反應，在此稱之為「病源反應」。

當出現故障的患部（生命力過於低弱，而無法執行正常功能），在接受靈氣後會產生各種不同的「病源反應」，我們可將此看作是一種回饋訊號，是用來告知接受靈氣後的復原狀態。也就是說要得知復原狀態如何，雙手（或身體）的「感知能力」就是最佳的利器。

靈氣療法最重要的核心就是，越是儘早讓「雙手感知」到來自於患部的「病源反應」，則越是能早期掌握療癒先機，盡快施作靈氣，就能防範於未然。

當患部尚未完全恢復正常時，便會一直不斷地產生「病源反應」來告知尚須療癒，當「病源反應」逐漸舒緩或消失時，便是該部位獲得緩解或恢復健康之時。

不論當事人是否自知，當身體某處出現「病源反應」時，即使尚未出現症狀，但若放任不理，則早晚一定會發病。若是身體某處發生症狀時，雖然施作了靈氣於患部後，但是卻發現效果不佳，則此時應該要找出，真正促使發病的病源處，則疾病就會有徹底根治的希望。

比如說，有時我們自覺是肝臟不好時（發病處），當然在肝臟會有病源反應，但是除了肝臟之外，有時在頭部或肩胛骨上也有可能出現病源反應。因此就須針對「發病處與病源處」兩處同時施作靈氣，便會事半功倍。

因為病源就像是一棵樹的根部，雖然樹枝不斷枯萎時，可以直接剪除樹枝（發病處），但是若是根部（病源）一直處於不健康狀態，則樹枝就會不停地枯萎（發病）。因此了解「病源反應」不但對於根治疾病很重要之外，對於未病（尚未出現的病症）亦是非常重要。

有時連在醫院也診斷不出正確的病因時，但是在施作靈氣上完全不會有問題。因為只需要觀察施作靈氣時的病源反應，是否獲得改善的結果即可，與能否正確知道或定義病名完全無關。

・雙手的感知力

在使用雙手感知「病源反應」時，會因疾病的種類、程度、發展過程等狀況，每個人都有可能呈現完全不同的感覺。因此無法制式化，完全需要經由每個人親身實踐體會。

使用雙手感知「病源反應」時，所需要的時間常常會因人而異。有些人可能很快就可以感知到，但有些人卻可能需要花些時間練習後，才會比較能夠掌握。

雙手感知力是人人天生具備的能力之一，雖然感知「病源反應」的方式會因人而異，如有些人覺得是刺麻感、或有些人卻只是感覺到些許的溫熱或能量流動感。而且同樣是刺麻感來說，有人會覺得像是被植物的針葉刺到一樣的刺麻感、也有人會覺得像是被蚊蟲咬到般的刺麻感。因此既使在同一時間，對同一人施作靈氣時，對於「病源反應」的感覺，有可能類似或也有可能完全不同。

所以無須與他人進行比較，只需誠實面對自己的感受，無論「病源反應」強烈與否、是否與他人相同，都不需要過於在意。無論如何只要多加練習累積經驗、或平日多練習「精神統一鍛鍊法」、或為自他多施作靈氣、或多接受優質靈授等的話，不但能夠協助提高靈氣質量，亦能夠同時提升雙手的敏感度，而可以更快地感知到病源反應。

（2）病源反應的類型

將雙手感知的「病源反應」類型，於此歸類成「靈熱、靈波、劇烈靈波」三大類（八種感覺），但因為每個人的感受度不同，僅為提供一般性參考，並非絕對性感受。

疾病發生的部位，一定都會有病源反應出現。當疾病開始形成時，在肉體還沒有感覺到之前，通常會在出現症狀前的二至三天左右，雙手就會先感知到病源反應出現。若是能夠於疾病形成時，就能夠早期感知到病源反應，而提儘早施作靈氣直至病源反應緩和或消失，則便可以預防疾病於未然。

另外一方面，即使在醫院的檢查診斷中，已經被告知痊癒，但罹患疾病的部位也有可能繼續存在著病源反應，因此為求完全根治，所以需多加施作靈氣一段時間，以確實消除病源，而避免再度發病。特別是在手術後、重大治療後、感冒症狀消失後等等，都需要再多加施作靈氣一段時間，以確保獲得根本的治癒。

以下的病源反應類型，是佐以我十數年來的靈氣實踐，歸納而得的快速識別分類：

・A級（輕）：靈熱（尚未疾病化、或短期較輕症狀、或已達緩和狀態等常見）

溫熱感：被太陽曬熱感。

・B級（中）：靈波（中長期慢性症狀）

麻感、刺麻感：酸麻或麻痺感、微弱電流麻感。

吸入感：被患部吸入難以移開的感覺。
搔癢感：微發癢的感覺。

・C級（重）：劇烈靈波（短期急性症狀、或長期慢性症狀、或惡性症狀等常見）

寒冰感：寒氣感、冰涼感。
脈動感：像是脈搏跳動或鼓動的感覺。
疼痛感：疼痛、劇烈疼痛、多點大面積疼痛。
重壓感：像是被鐵塊或鉛塊重壓，難以反應的感覺。

（3）丹田治療

丹田是全身養生保健的要處。而丹田治療具備「解熱、解毒」的作用，是最建議經常施作的重要部位。任何病症都可以加作丹田治療。

此法特別適用於「肉食或藥物中毒、皮膚病、梅毒、肺結核、大量或長期使用藥物、注射後」等。因為施作此法有時會因為疾病種類而有不同的反應，因此要特別注意好轉反應可能會較多，但勿過度擔憂。

(4)退熱法

退熱法與丹田治療法，都是臼井靈氣中列為，重要且有效的排毒運用法。

(5)血液交換法

「血液交換法」，事實上並非是真的進行血液的交換，而是一種能夠讓靈氣滲透到最深處，達到促進血液運行、毒素排出、新陳代謝、精神安定、身體活力等目的之手法。

我們人體老衰現象雖然有許多原因，但最為有關的就是體內的各種激素（賀爾蒙）。如果我們體內的激素狀態可以持續活化，則便較為能夠預防過度老衰的現象發生。

而若問到製造對人如此重要的賀爾蒙的各個腺體之活力來自於何處？其答案就是「氣血活力」。若是「氣血」強穩時則就能繞行全身無礙，便能夠協助各腺體或組織獲得養份，或去除老舊雜質，而加速體內的新陳代謝。

所以身體或是賀爾蒙的活力可說是源自於「氣血」的力量。因此預防全身老衰的重點，就是在於氣血活力之強弱。

血液交換法是用來協助強化「氣血」活力的方法，但除了進行血液交換法之外，還會建議日常可以多加進行適度的運動或深呼吸等，都會有助於強化血液活力。有關血液交換法的詳細說明，請參考第一四五頁。

（6）淨化作用

自癒療能、淨化作用、好轉反應此三者的本質完全相同。自癒療能發動後便會產生淨化作用、好轉反應，相對若是淨化作用、好轉反應產生時，亦會促進自癒療能更加活絡。

靈氣是屬於東洋醫學的一種，因此非常重視新陳代謝。因為這與淨化息息相關。新陳代謝的「陳」就有毒素之意，所以是要用新的取代舊的之意，因此有「淨化」之意。

當因為不健康飲食、生活壓力或睡眠習慣導致我們體內的功能失衡時，就會造成細胞無法運作淨化作用，雖然暫時不太感覺到異樣，但是在日積月累之下，終於在某日突然就會容易以惡性疾病的型態爆發（腦中風、癌症、惡性腫瘤等）。

當開始施作靈氣時，靈氣會進入體內流動，就會開始幫助身體產生淨化，所以就有可能產生如疼痛、發熱、咳嗽、嘔吐、下痢、化膿等等的淨化作用與好轉反應症狀。

（7）好轉反應

有時在施作靈氣的時候，會出現症狀比施作前更為嚴重，或並沒有立即恢復正常的狀況。最常見到的有如，發高燒時暫時變得更為燒燙、耳朵發炎時變得更為疼痛等等、傷口割傷時變得更劇烈疼痛，這些我們就稱為「好轉反應」。這是因為開始產生淨化作用而來的好轉反應，若能繼續下去則身心就會明顯好轉。所以並無須太過擔心。

在施作靈氣之後，體內的細胞開始被淨化或賦活，逐漸恢復自癒療能，而能夠自動將引發疾病的諸多雜質排出體外。當這些雜質接觸到器官或皮膚等時，就會讓我們感覺到不適（如疲累、無力、痠麻、疼痛、咳嗽、暈眩、噁心、腹瀉、尿多等），但事實上這正也是身體開始恢復健康的契機，因此在施作靈氣的期間，不稱這些反應為疾病症狀，而會稱之為「好轉反應」。當為他人施作靈氣時，務必事先告知有可能會有上述的好轉反應出現。有些人的好轉反應，會在當下或當日就會消失，但是有些人可能會因為經年累月地累積了過多雜質，因此也有可能持續數日。

另外，有些慢性病在施作靈氣一段時間穩定後，雖然有時會出現一些急性反應症狀，但都會日漸穩定下來；有時在神經痛或風濕等的狀況時，常會出現二至三天會急性劇痛現象，但這些並非是惡化，反而是出現一些好轉反應後，則將會更有助於痊癒。

很多人會困惑於當出現某些不適症狀時，到底是屬於「好轉反應」或是屬於「惡化」。這個判斷其實非常簡單，若是好轉反應的話，則雖然有些症狀出現，但是之後當事人（被施作者）的心情或身體感覺都會變得舒坦或輕鬆許多，這就是朝著改善的方向前進最大的特徵，因此可判定是好轉反應。

在施作靈氣後，會因為自癒療能發動而產生淨化作用，因此會出現好轉反應。所以之後或過一段時間或數日後，若覺得以下狀態逐漸出現，便不用過於擔心是惡化，而應是身體逐漸被療癒的前兆，當然還有許多徵兆可以判斷，但以下僅列出常見狀況以供參考。

- 心情變佳及頭腦清晰。
- 消除疲勞或活力湧現。
- 呼吸更為安穩細長。
- 夜晚能夠熟睡或安睡。
- 消化作用旺盛而食慾增加。
- 身體僵硬處逐漸消失。
- 體溫漸升而不再過度畏寒。
- 排泄狀況良好。等等。

相反地若是被施作者的心情或身體感覺一直覺得不佳或毫無起色，則有可能就是朝著惡化的方向前進。此時就必須盡快就醫檢查。

惡化的原因，最常見的有兩種：一是身體過於衰弱、或生命能量過低，因此短期內尚無法發動令人滿意的自癒療能去克服疾病。另一個原因就是，疾病的發展速度遠遠大過於給予靈氣的質量，因此便會難以看到顯著成效。若是出現以上原因的話，則若則必須增加提高靈氣質量（增加施作次數與日數），此時可併用遠距法來彌補空間與時間的不足，以追加施作靈氣的次數與日數。或是請靈氣質量較優質的施作者一同協助，都將會有所助益。

因為靈氣是最自然的能量，因此不必擔心產生任何的副作用。當施作靈氣時出現「好轉反應」時，則若能繼續施作則將會協助徹底改善。靈氣不論是單獨使用或是合併其他療法使用均可，由於是來自於最自然的能量，因此完全不用擔心會產生任何有害副作用。

（三）釋疑

（1）病源與發病部位

病源不但會累積在患部，亦有可能位於患部以外的身體各部位。因此患者自覺到的疼痛部位（發病部位），未必是真正的病源部位。

例如，胃病發作時，額頭也常會發現大量病源反應。還有偏頭痛時，雖然針對頭部（發病部位）施作靈氣一段時間之後，並未有太多的病源反應，反而是當將手移至後頸部（病源部）時就開始感受到劇烈的病源反應，當針對後頸部加強施作靈氣一段時間後，會發現偏頭痛也消失了。又例如有個孩童，不知為何突然出現較為嚴重的斜眼（發病部位），但仔細尋找後便發現在後頭部（病源部）出現強烈的病源反應。

另外病源部位與發病部位，很容易位於相近的區域。如有時覺得是胃痛，但事實上有可能是與肝臟有關係。從臨床經驗來看，高達約七、八成的人們，肝腎的狀況都有疲累或日漸弱化的傾向，這可說是肝腎的氣（能量）過於低落，事實上這正是諸多疾病產生的原因。

許多患者本人只會感受到發出疼痛的「患部（發病部位、自覺部位）」而急於想紓緩疼痛，比較難意識到「病源」的部位（疾病的源頭）。所以若是也能夠對肝腎這兩個重要臟器施作靈氣，則將會發現對於許多症狀的改善有很大的幫助。

另外，有許多婦女們事實上是有子宮或卵巢（病源）方面的問題，但是有時疼痛處（患部）卻會出現在其他部位。當出現在頭部容易發生頭痛；當出現在心臟時就容易產生心悸；當出現在眼睛時就容易引起暈眩等。因此若能了解患部與病源未必一致的道理，則除了對患部之外，若能夠加上也對子宮或卵巢（病源）施作靈氣，則也會快速獲得全面性的痊癒。

又如，現代人最常見的胃痙攣（患部），有時肝臟（病源）才是真正的關鍵所在。但會因為胃部產生疼痛，因此就會使用鎮痛藥物，但這只是用來麻痺感覺疼痛的神經，讓人感覺不到疼痛而已，並非真正解決問題，反而會因為服用刺激性藥物，又讓肝臟受到影響變得更為脆弱。如此一來就會不斷產生惡性循環，重複引發胃痙攣。

還有當左腳疼痛時（患部），有時可能是源自於左腎不好（病源），因此可以加上對左腎施作靈氣（右腳／右腎亦同）。腳痛是屬於比較頑強難痊癒的部位，因此需要些耐心，同時針對這兩個部位施作靈氣時就會有助於痊癒。若是將腳痛置之不理，或許有一天疼痛就會消失，但是此時也是腎臟疾病現前的時候，因此務必多加照護相關部位。

（2）雙手感知問題

・身體不易察覺，但手可以察覺

不論是皮膚、腦膜、腹膜、大腦、骨頭、內臟，若是積存許多的雜質時，往往本人一開始都感覺不大或缺乏自覺。但是在施作靈氣時，因為有病源反應可以用來判讀，因此可以較快取得先機，而獲得早期治癒的機會。很多難以診治的病痛，有時若非優秀或具備經驗的醫者，都很難找出病源。但是若是能夠將雙手的感知力提升，擁有一雙敏銳感知的手，則很容易就可以在早期先感知「病源反應」，於疾病尚未形成時（未病期），便可以儘早作出對應措施。

・反應出現快慢

當為人施作靈氣時，若是放在他人身上的手，越是感覺到不舒適（疼痛、酸麻、冷熱感等），則代表他人身體就會愈來越舒適或好轉。也就是說自己的手若是越快感應到病源反應時，則此病症便較容易獲得解決。

但相反地若是慢性疾病或惡性疾病時，則感應到的病源反應會有比較鈍慢的感覺，或一開始會沒有任何反應、或經過一段較長時間後才會出現些許的反應等等，像是肺結核、癌症、腦出血等症狀。這是因為需要大量足夠的靈氣進入該部位後，才能促使身體本身恢復自癒療能的緣故。腦出血患者在未施作靈氣時，其實不太會感覺到痛感，但一施作靈氣後，患者就會開始覺得疼痛起來，因此需要多些耐心與時間以緩解疼痛或不適感。

另外最常見到的就是，患者本身以為自己只有一處不太舒服，但是從在施作靈氣時的病源反應上來看，會發現到身體多處部位都需要療癒。

・兩手感知出現差異時

毒素會積存在身體各處，因此有可能在同部位與同時間內，兩手會出現不同的感覺。另外在施作靈氣的過程中，病源的活動狀況也會各有不同。因此有可能雖然針對同部位，但左右手有可能各自感受到某個病源的不同階段（高峰或低峰）。

・手以外的部位感受到時

因為人體本身就有可能像是是一個全面感知器，除了手以外的身體部位，當然也有可能感知到病源反應。在施作靈氣時，有時會覺得自己的頭、胃、腳底等等，突然出現刺痛或酸麻的感覺，此時可能是身體感知到患者的「病源反應」，這可以看作是一種人體智慧，因為它會告知並引領至正確的需要靈氣的部位。因此無須過於擔憂。

（3）效果不佳時

當覺得在施作靈氣上，有些力不從心，或不如預期時，建議可以調整或注意以下狀況。

・放入過多人為特殊意念、執念

很多人都會對靈氣有很大的誤解，認為使用靈氣時，需要長時間加上特殊的意念或觀想。但事實上若在施作靈氣時，進行長時間特意的意念或觀想有時反而會適得其反。因為靈氣是一種來自天地宇宙間的自然能量，所以越是放鬆自然、人的意識越不介入，則會越自然流動。

・施作靈氣時間過短

若是一個部位施作靈氣大約只有五至十分鐘時，除了臨時性小型外傷、非常輕微的症狀之外，對於身體內外疾病或傷口等，特別是長期或慢性疾病、惡性疾病、或是容易導致惡化速度較快的症狀等，都不容易產生改善效果。

一般常見的肩膀酸痛，如果已經發展成慢性或長期症狀時，則每次施作靈氣的時間至少需要三十分鐘至一小時，便可以獲得不錯的改善效果。

・施作靈氣的部位過於制式化

若是太過於偏重制式的標準部位（十二部位等），而忽略找出真正的病源部位，則效果就容易打折扣。若是身體的問題，重點應先解決「患部」的疼痛或不適，接著檢查是否有其他更為源頭的「病源反應」處。若是與精神、心理面的問題有關時，則首重頭部的改善。

三、施作靈氣

施作靈氣的目標只有一個：消除或舒緩「病源反應」。

靈氣最好每日使用，就如同每日必須食用三餐一樣，因為每日磨練才能熟諳，只有將其視為日常之事，心神才能恆常不變。

（一）前行準備

（1）碰觸身體

一般來說最常使用的是使用雙手或單手（亦可隔著衣物或毛巾）輕放於被施作者的身體部位，以輕輕接觸到身體最佳，但是最重要的還是以被施作者覺得舒適，以及施作者能夠放鬆自然地維持較長時間為主。

因為每個人的身體感覺都大不相同，當場進行互相確認或調整即可。若是有些被施作者不喜歡被直接碰觸身體，則可以覆蓋毛巾或薄被，亦不會影響靈氣的效用。

（2）雙眼輕閉或打開

施作靈氣者時可以睜開雙眼，亦可輕閉雙眼。輕閉雙眼時，可將意識集中於施作中的部位與雙手之間，此時有可能會逐漸感受到自身與靈氣融合為一的感覺。另外，有些人也可能會感受到自己與被施作者合而為一的感覺。這是當因為大量的靈氣流動至被施作者身上時，施作者也會同樣可以感受到，強烈的靈氣在自身體內流動之緣故。

（3）施作部位研判

若是被施作者已經清楚自身的不適（疼痛等）部位、症狀或病名等，則可以直接針對該當部位施作靈氣，並且運用雙手進行感知，確認是否有相關部位出現病源反應。

此外，剛入門者、或累積經驗尚未豐富者，可以參考臼井大師遺留下來的《靈氣療法必攜》中之〈靈氣療法指針〉，其中列出了許多的對應身體疾病或身體發生不適時的建議施作部位。為方便大家查閱與鑽研，也將全文中譯放入在本書的「附錄」內共同研讀實踐，相信來日累積了更多的靈氣實戰經驗後，一定會出現許多新的共鳴或另有一番新的見解。

另外，本書精華所在的「第四章　靈氣療法祕鍵」是彙整與歸納出現代社會中，最容易理解及獲得高效率的靈氣施作部位指針。在臼井靈氣療法中，最重要的核心就是要能夠找出「病源反應」處，並針對該部位施作靈氣，才會是真正地事半功倍。

（4）施作時間考量

靈氣需要進行多久時間並無制式規定，因為每一個被施作者的身心狀況均大不相同。最重要的是在確實找出病源後，全力集中施作靈氣，直至病源反應緩和或消失為止。但是若是能夠參考以下的施作時間建議，應該可以更添效率。

・最低施作時間

在忙碌的現代社會中，施作靈氣無法像吃藥打針一樣，只需要花一、兩分鐘就可以完成。若已被醫院診斷有特定病名之症狀時，則至少需「每日或隔日、施作靈氣一次、每次至少二十至三十分鐘」，才能足夠產生一定效果。

不論急性或慢性症狀，若是由於施作者與被施作者之間，沒有辦法確保充分施作靈氣的時間時，則靈氣療法很容易就會被判讀成沒有效果的療法。再者，因為上述狀況常會連動到身體的許多相關部位，有時在短時間內（十五分鐘以下）較難看到顯著的改善效果，因此會需要較多耐心與及較長時間來施作靈氣。

・施作間隔時間

靈氣療法中所使用的靈氣與技法都是人人與生具備，因此不但不會有任何的傷害，還會對受損組織或細胞進行修復或使其再生。有時施作靈氣之後，當下感覺改善不大，但很有可能在數小時或隔日之後，會發現顯著的效果，而且在此後續數日或數週內，還有可能維持在相當不錯的程度，亦即靈氣的效果具備持續性。

一時性症狀時，很快就可以見到速效性。但是使用於長期慢性病症、術前術後照護時，雖然每日施作靈氣最有幫助，若實在時間有限，則間隔一至二日再行施作亦不用過於擔心。但確實不宜間隔過久，超過三至五天以上則就比較不易維持穩定。

・一時性、立即性病症（感冒，發炎，外傷等）

一時性的外傷，如打撲傷、扭傷、切割傷、小面積燒燙傷、燒燙傷，或發生一時急性的症狀（發炎，外傷等），或是傷風感冒、輕微腰酸背痛等時，只要把握時間盡快施作靈氣大約六十至九十分鐘左右，大多可以獲得相當程度的改善效果。

但有時會在施作靈氣後，反而感到不適症狀出現（好轉反應），這是因為體內瞬間復活的自癒療能，想要一舉驅逐體內的惡疾之故。因此只要在症狀消失後，持續施作靈氣二至三日或多休息數日，一般來說很快就會恢復健康。

若是症狀較為嚴重時或拖延過久後，則會建議盡快施作靈氣多次，且每次約九十分鐘至一百二十分鐘以上，持續施作靈氣二至三天左右，均會見到明顯效果。若是沒有把握當下盡快施作，而導致拖延過久或已成陳年舊傷時，則較難一次便能夠奏效，就需要重複施作多次，才能讓疼痛或不適度完全消退。

當急性狀況時（如刀切傷、跌倒、燒燙傷、暈倒）、極度緊急狀況時（腦血栓或腦出血等）之類，應該在盡快前往就醫後，越快施作則復原狀況會越佳。若是越加延遲則就越難治癒。此類型最不能小看時間的影響力。

曾經有過一位棒球選手，因為比賽中被高速的棒球打到頭部後，立即失去意識而暈倒在地，但是在前往醫院接受治療的期間內，因為一直有人為他施作靈氣，因此隔天就能夠正常上場，甚至依然打出漂亮的成績。這也可說是盡速施作靈氣所帶來的恩惠。

‧長期慢性、惡性、心因性病症

若是長期性慢性病、生活習慣病、惡性疾病或心因性疾病等時，則建議一邊接受醫學的追蹤，另一方面改善自己的生活、飲食、運動等習慣，再配合長時間且固定間隔的施作靈氣，便會日漸穩定或出現顯著的改善效果。

因為靈氣的治癒是從深層的病源處（根本）進行改善，因此需要較多耐心與較長時間。若僅一、二次的短時間，並不容易見到明顯的改善效果。在經驗上來看，若是此種狀況時，則會建議至少每天施作靈氣一至二次、且每次九十至一百二十分鐘、每週進行四至五次、並且長期定期施作（三個月、六個月至一年以上），則必會相當有幫助。

若是時間上與體力上更為允許，或可協助的人手較多人時，會建議每日施作二次以上、每次至少九十分鐘以上，此作法對於已長期服用大量或藥性強的患者，都可以協助改善或緩和許多因服藥或侵入性治療等，引起的諸多惱人副作用。

・病勢急迫、多處患部

若是遇到有急迫性症狀或有多處患部的患者時，則施作靈氣時間再怎麼精簡也需要至少一小時以上。若是施作靈氣的時間過於短暫，短期內則就不容易出現顯著的效果。

在經驗上來看，若是此種狀況時，則會建議至少每天施作三次以上、且每次三十至六十分鐘、每週進行四至五次、持續至病症改善、或患者的疼痛舒緩至某種程度為止。

（5）被施作者

靈氣，因為是人人都需要的自然生命能量，因此即使是以下狀況，亦同樣可以受益。

‧不相信靈氣療法者

靈氣療法不是宗教，不建立在信仰力量上。所以對於前來接受靈氣者，並不一定需要相信靈氣療法。因此當開始施作靈氣時，被施作者只要處於安靜放鬆的狀態下，靈氣就會自然而然地流動而受益。所以不需要求被施作者要相信，只要直接讓他們體驗與感受效果的有無即可。

就如同臼井大師在他的《公開傳授說明》中提到「臼井靈氣療法不會給予任何暗示，所以不需要任何的認同或信服。不僅如此，即使不論你如何懷疑、排斥或否定，都不會有任何問題。因為，即使是對幼兒或已缺乏自我意識的重病患者，亦可展現充分的治療效果。最初來接受我的治療的人們當中，因為相信或信服而來的人，十人中只有一人而已。大多數的人們都是接受過一次的治療之後，才第一次得知臼井靈氣療法的效果，並從此之後才開始信任此療法的效果。」

‧被西洋醫學宣判無法醫治者

若是在西洋醫學的治療中被放棄救治的患者，即使被宣告生命只剩下很短的時間，也可以前來接受靈氣療法。當被告知生命僅剩下很短時間，而必須獨自面對死亡時，會對當事人的身心帶來很大的恐懼或不安。雖然人的壽命終究有限，也未必能夠促進身體完全康復、或延長生命長度，但是卻可以透過施作靈氣，為即將迎接人生最後一刻的患者，減緩身體的疼痛與不適，並可帶來心靈上的安心與和平。

・面對人生最後一刻者

死亡，是每一個人的必經之路，每一個人總會迎接那一天。但是在往生前持續施作靈氣的話，將可以協助減少身心所產的不安或痛苦，並能和平安詳地迎接人生的最後一刻，這也是對臨終前的人最大的救贖。

・睡著者

大多數前來接受靈氣療法的人，都會在過程中睡著。這是因為當靈氣流動時，會有安定「神經系統」的作用，所以當事人通常會由本來的身心不適狀態開始獲得療癒，因此而開始放鬆或感到安心，便會很容易就睡著了。當被施作者睡著時，依然可以繼續施作靈氣不須中斷。等到經過一定的時間後，若是當事人依然熟睡著，則可以藉由輕拍肩膀來喚醒當事人。

・常見一般狀況者

慢性病症、惡性病症、急症、一時性外傷、壓力過大、內心煩惱、情緒不安定者等，均可被施作靈氣，且不會有任何副作用，並可搭配任何中西醫學或自然療法，不用擔心會產生任何衝突，也不會有任何侵入式的傷害。

．施作於動物

靈氣療法不僅適用於人類，亦可以針對動物施作靈氣。動物跟人最大的不同就是在於，動物不具備人腦所擁有的思考能力、語言能力等的屬於高等靈長類獨有的能力，因此反而不會被偏見、意識形態等問題所影響。所以將靈氣運用在動物身上，反而效果會非常顯著。

但是因為動物無法像人一樣可以使用言語溝通進行回饋，因此就需要施作者的高度觀察力與感知力來判斷。在對動物施作方面，與人並無太大不同。對動物除了無法進行「靈授、精神矯正法、遠距法等」之外，其餘大致都可以運用在動物身上。

（6）施作者

．每日精進的鍛鍊

不論在哪個領域，若要成為頂尖的高手，不可或缺的就只是日夜匪懈的鍛鍊而已。而在維持自己身心健康上也是相同，唯有持續精進並靈活運用，才能獲得真正的效益。

靈氣的品質高低與能量強弱，完全取決於一個人的精神統一與否。因此每日不間斷地鍛鍊發靈法、或為自他施作靈氣、或實踐五戒精神、或保持規律的身心生活等，不但可以增進自身的身心健全，亦是提升靈氣質量的重要精神。

許多初學者會在一開始的施作時，就會出現急功的現象，亦即急於在短期內或是突然間，就期待症狀或疾病立刻好轉；或是因為被施作者表現出不信任或不耐煩等態度時，就開始異常焦慮、過度勉強自己或過度期待他人認同。無論效果來得快慢、或是他人態度如何，都不需要太過於在意，只需遵照自己的信念與發揮最大的誠意，剩下的就是順其自然而已。

・多累積經驗

即使是初次接受靈授者，有些人也會靈氣就自然很充沛。但最重要的還是要透過實際的施作，才能獲得確實的經驗，才是自己真正的靈氣實力。也唯有透過大量累積施作靈氣，才能真實掌握個中訣竅。

特別要注意的是，使用靈氣療法時，是「靈氣」療癒了當事人，而非施作者療癒了當事人，因此在施作時，特別要小心避免出現「我來把你治好」的增上慢念頭。因為許多混亂或膨脹自我的念頭，都是來自於個人的心智高低、人格優劣或過去的人生經驗，這些大多時候反而會成為阻礙靈氣自然流動的原因，這就是為何人格修養、精神修煉在靈氣中極為重要的理由之一。

‧保持平常心

不管是在任何時候，包括在施作靈氣時，內心期待或情緒都勿起伏過多，才不會被自己的心擾亂或迷惑。除此之外保持身體放鬆時，精神也不要過於懈怠，不然就容易昏沈或昏睡；因為身體與精神會相互影響，過分緊張或懈怠都是精神薄弱的狀態。

‧長時間施作靈氣

施作靈氣者盡量不要加入自身特定或雜亂的意念、或帶著過多的焦躁不安、擔心憂慮等的情緒，越是在自然放鬆狀態下，則靈氣就越會順暢流動。

施作靈氣的時間並無限制，即使施作長時間亦沒有問題。因為施作靈氣時大多會長時間保持同樣的姿勢，有時確實會造成身體某些部位、雙手等僵硬痠麻，但只要考量找出能夠讓自己舒適的坐姿或施作位置，讓雙手或身體相關部位不至於過度酸累，便可以改善這樣的狀況。

施作時間的長短需視「被施作者」的接受度、內心感受，與「施作者」的施作習慣、身心狀況而定。若是被施作者剛開始接受度不高，而會因為施作時間過長感到不耐或焦躁時，則就容易容易影響效果。對於施作者來說也是一樣，若是因為施作時間過長而感到身體僵硬或不耐煩時，亦會影響效果。

為了保持施作靈氣的高能量狀態，一般建議施作六十分鐘左右後，可以休息五至十分鐘。但若是雙方身體與意願都能夠適應較長時間，而且均願意持續進行時，則進行時間長短並無限制。

・尊重被施作者的意願

因為需要尊重每個人自主的權利（身體與意識），所以對於一般具備正常意識或判斷能力的人，若要為之施作靈氣時（現場與遠距），應該要取得對方同意後才進行。

但並非沒有對方同意，為他人施作靈氣就會無效。因為若像是在危急或特定狀況下，無法取得同意的對象，如意識昏迷者、嬰幼兒、認知症患者、動物等，依然可以施作靈氣，也會具備相當的效果。除上述狀況外，由於人是具備高等靈性的生物，因此需要取得當事人同意，以免違反宇宙法則而產生反作用力，

・日常使用

當施作靈氣者不常使用靈氣的話，則靈氣就會日漸減弱，而且也較難感知病源反應。因此建

議在日常生活中，儘量找出或把握片段時間加以運用，將會發現靈氣在日常使用上是一個極優秀的工具。

比如說，每天早上早起約二十至三十分鐘，就像是我們每天早上都要進行刷牙、洗臉、吃早餐一樣，每天早上花一小段時間，在一起床後就為自己施作靈氣於「較弱的身體器官、想加強的身體部位、產生疼痛的身體部位等」，日積月累後就會發現不得了的成果。

另外，我們每日在搭乘交通工具或走路，大約都會花上約數十分鐘至一小時以上。若是在這段期間，記得將手順勢置放於丹田或腎臟等人體重點保養部位，則等到抵達目的地時，有時候或許就會發現，放在腎臟一段時間後，則腳踝變輕、腰痛消失等實際的體驗。因為有時很多下半身的問題（腰、膝蓋、腳等）都可能與腎臟有關。而隨著腎臟的強化，則會發現相關症狀也就舒緩或消失了。

・對自身的影響

施作靈氣者是使用遍存於天地宇宙間無窮盡的靈氣能量，因此若是正確施作靈氣，並不會發生疲累狀態。反而會因為讓自己的身體大量地流動靈氣之後，而可以感受到心情愉悅且充滿活力，或有可能讓自身不舒適之處獲得相當的療癒。所以不會因為給予他人靈氣而影響到自己本身，反而還可以增益自己體內的靈氣。

若是因為施作靈氣之後，會感到身心極度疲累，有可能是因為並沒有真正流動到太多的靈氣。這樣的狀況最常見在一些，過於緊張或努力想要達成自己念想中的某些效果的人身上看到，因為靈氣並非透過自己的念想來流動。所以若是發現自己有上述狀況時，則可以試著調整自己的心態，相信一定會獲得改善。

當為他人施作靈氣時，會感受到的病源反應（如冷熱、刺麻、疼痛等），只要一將手移開患部之後，便會自然消失，亦不用擔憂會影響到自身。

在施作靈氣期間，可以稍微談話（日常生活小事）、閱讀書報、喝水等均無礙。但要盡量避免過度使用腦力、眼力的行為（看電視、手機等）。

（7）手掌位置運用

當人的狀態達到精神統一時，則人體內的靈氣就會自然大量流動，而人體有些部位會特別發出大量的靈氣，如口、眼、手，其中又以手最為方便使用。所以靈氣療法中，最常使用的強力工具就是我們的雙手掌，手掌內的不同部位，在靈氣集散上也有些許的不同，若能掌握得宜，將會對施作靈氣更添效率。

・中指、食指及無名指

靈氣放射之首位主力是中指，而食指與無名指在中指兩側成為第二位的力量。此三指最適合用於處理神經痛等細微、細部疼痛。

・上半手掌

接下來第三位就是上半手掌。此區域最適合用於進行感受病源反應或施作稍廣面積的部位。

・全手掌

這是最一般使用的全手掌模式，最適合用於施作在腹部、背部、等極廣面積的部位。

(二) 靈氣手法

了解核心手法的特性，並加以善巧使用，則自然能夠事半功倍。比如說，若是要砍伐大樹則必須施用刀斧，但若是要切割蔬菜水果時，則刀斧就變得累贅且效用不大。在施作靈氣時會因人、因時、因地而出現許多不同的狀況，所以應該多理解各種手法與特性，便可以促使效果快速出現。或許剛開始較難掌握，但是只要多加練習便可以熟能生巧，這些手法也就變得容易上手了。

（1）按手法（手掌全部）

最多靈氣實踐者使用之最常見手法，亦是一般用來消除病源反應的手法。用於接觸面積較大的部位，發出的靈氣較為緩和穩定。做法上只需將雙手掌全部輕放、碰觸身體部位即可。但須注意時間一久後，會容易不知不覺將兩隻手的重量加諸於被施作者，所以需注意手的擺放力量，盡可能維持輕巧碰觸，勿過度用力。

以此手法施作時，重點是需要實際碰觸到體表而不可隔空。施作期間可以同時使用雙手或僅使用單手，使用單手時會建議先使用自己的慣用手，一般人的慣用手都是右手，若是左撇子則使用左手即可。若是遇到同時需要針對兩個患部施作時，則可以同時使用雙手。

★**適用於：**面積大且較為平坦之患部，如額頭、肩背、腰腹部等。

（2）按壓法（指頭或上半手掌）

快速消除或緩和病源反應的有效手法之一。

用於接觸面積較小的部位，發出的靈氣較為集中快速。主要有兩種做法：一是使用指尖（約略是指紋部位），另一則是使用上半手掌。

集中專注力在使用指尖（最有效的為中指、食指、無名指）或上半手掌，針對局部、小面積、細微部，可用於集中施作靈氣。作法上可以先稍微慢慢地加強力道按壓於一小點或小面積後（約一分鐘左右），再慢慢地將力道緩緩釋出。當緩緩釋出指尖或上半掌的力道時，有時就能夠較容易感知到病源反應。此手法的特點就是可以快速促進氣血環流，而帶來治癒的轉機。

★**適用於**：小局部、小面積、細微部的患部。如眼、耳內、口內、齒痛等。使用此手法可以容易作用於像是百會穴等的小局部。另外也是在「頭痛、失眠、高血壓、眼耳鼻疾時」時，可大幅運用的強效手法。

（3）拂擦法（指尖或手掌）

快速消除或緩和病源反應的有效手法之一。

使用手掌或指尖輕輕撥擦身體不適部位及附近的相關部位。可以左右橫向拂擦、下上縱向拂擦、順時針方向拂擦均可，將會協助放鬆肌肉、疏通氣血。

針對想要消除或疏散僵硬部位、活血通絡時使用。如肩頸酸痛、背部僵硬、腹部疼痛、腰腿疼痛等，可以特別使用順時針方向撫擦法，將可以快速獲得效果。

針對有頭部問題的患者，可以從後頭部向下朝著背腰處進行拂擦手法，便可以協助頭部或腦部過多的氣血，能夠逐漸下降而獲得舒緩。

對於身體纖細部位或當事人是體弱者時，切記勿過度用力。每次只需輕巧撥擦便能夠感受到靈氣進入或流動的感覺，很容易就可以感知到病源反應，通常可每次拂擦八至十五次左右後，再使用一般的按手法繼續施作靈氣。

★適用於：廣範圍的部位或病源反應較大時。如胸部、腹部、背部、皮膚等。主要可針對高血壓患者、肌肉僵硬、神經不安定或緊張者等等，可以用來促進血液或淋巴液的流動、旺盛新陳代謝等，而帶來大幅鎮靜的強效手法。

（4）輕打法（握拳或指尖）

快速消除或緩和病源反應的有效手法之一。

將雙手輕輕握拳後，以稍快而短暫地方式，速度均勻規律地輕巧敲打患部或有病源反應的部位。另外可以單獨使用手掌或指尖輕巧敲打比較細小的部位。但切記勿過度用力，因為每次只要輕巧敲打後，應該就能夠感受到靈氣進入或流動的感覺，也能夠較容易感知到病源反應。之後再繼續使用按手法持續施作靈氣即可。

★適用於：病源反應較小時、想要集中促進病源反應出現時、或肌肉較僵硬時。如頭、腰背、頸肩、四肢、膝蓋、關節等均適用。

（5）凝視法

運用眼睛凝視之施作靈氣方法。

眼睛也會發出靈氣，因此可以使用凝視患部的方式施作靈氣。可將眼睛先距離想要施作的患部約七至十公分，然後先慢慢感受靈氣充滿在自己眼睛內之後，再對準要施作的部位，當感覺靈氣像是要穿透該部位時，便可以專注進行凝視數分鐘，將會出現不錯的效果。

由於施作凝視法時，會比較耗費精神，因此建議每次大約進行二至三分鐘即可。此法雖然可以單獨使用，但也可與前後所提到的「按手法、按壓法、拂擦法、輕打法、呼氣法」合併運用（同時或前後），亦即將眼睛視線放在使用各種手法的雙手上即可，如此可更加提升效果。凝視法的最重點是，要能夠感覺靈氣充沛地在眼睛內流動。

★適用於：全身部位。

（6）呼氣法

運用口部吹氣之施作靈氣方法。

人的呼吸與口中會發出靈氣，因此呼氣法就是用口對準患部進行吹氣。在我們吹氣中（吸吐）就會有靈氣，所以吹入患部的是靈氣。

當雙手施作靈氣一段時間之後，開始感受到病源反應變弱時，可以抓緊時機加入此呼氣法，則會事半功倍。或是當雙手施作靈氣一段時間之後，卻一直無法感受到病源反應有改善或變弱時，亦可使用此呼氣法，會有助於促進深層病源較快浮出。

施作呼氣法時可以先吸飽氣至丹田後，然後再慢慢對準患部吐氣至全部吐盡為止。特別適用於燒燙傷、刀割傷等，用手碰觸時會感到疼痛的患部。

此法可以單獨使用，每次可視所需狀況，進行呼氣直至不適症狀消失。但若能與「按手法、按壓法、拂擦法、輕打法、凝視法」合併運用（同時或前後），則將會更加提升施作靈氣之效果。

★適用於：全身部位。主要可在「火傷、燒燙傷、凍傷、發炎、眼耳鼻病症」時，與雙手併用的強效手法。

（7）念達法

心理學已經證明了人「心」的作用，若是能夠精神統一，則站在身邊的人心中所想之事，都可以一一捕捉到。因為靈氣或人心的力量會超越時間與空間，事實上並沒有遠近的差異。當我們把眼睛閉上時，距離就消失而進入自由自在的心世界。這也等同於一般所說的映照在潛意識第六感的作用。另外也還有不分民族或國家都可以時常聽到，在雙親或是摯愛的人過世時，孩子或親人有時會強烈感知到，這也是人心的作用之一。

念達，是一種心力的運用，就是傳送到患者的潛意識的方法。若是症狀尚屬輕微者，只需要每次在施作靈氣之前使用即可。念達法一出現效果時，則在施作靈氣的過程中，患者通常就會感到很安心。

若是施作者本身並沒有信心，則病人也容易感到不安。有時若不是真心誠意地施作靈氣，有些患者可能會下意識地感到厭惡，相反地若是真心誠意地施作靈氣時，則病患就會感到信任、安心，並興起感謝之意。若是心中有邪念則通常施作結果會不佳。

自古以來的許多高僧或智者，為何他們施作的療法會極為奏效，就是因為他們高潔的心，也直接反應給病人的心之緣故。

（8）靈示法

在原學會中是用於極緻化手感並感知病源反應之手法。重點是勿過於焦躁，一切保持自然發生即可。

（9）病源治療法

「病源治療」此名詞，出自於《療法指針》（參考：附錄）。病源，就是指病氣的源頭。感知或尋找出病源反應的部位，並且施作靈氣直至病源反應緩和或消失，就稱之為「病源治療」。

有時病源反應很容易可以感知到，但有些卻會深藏不易得知；有時候身體會出現症狀（如貧血、畏寒等），但卻不知病源何在。此時必須想辦法讓深藏著的病源浮出，才能夠事半功倍。在原學會內，病源治療的手法總共有兩種。

（10）半身治療法

半身治療可以併用於施作靈氣過程中，可以大幅幫助精神安定。因此在靈氣療法中，亦是屬於非常重要的治療手法之一，多加運用必可增加效益。

（11）血液交換法

人人都能適用此法，特別適用於過度神經質者、較年長者、體弱多病者，用於協助體力恢復、促進新陳代謝、增進精神安定。若是使用於定期保養、病後或術後保養時，建議規律地每日或每週進行一次，連續持續一個月、三個月、或半年左右。

以下是原學會內所使用之方法，可分為「半身」與「全身」兩種。

・半身血液交換法

有兩種方式進行：「背拂擦式」及「頸腰骨式」。

・全身血液交換法

重點是施作靈氣於上半身及下半身。

1. 依序施作靈氣於：頭↓兩腕↓心臟↓胃↓腸。
2. 接著針對兩腿部分，由上而下拂擦數次。
3. 上述部位各別施作靈氣約五至八分鐘，但亦可視需求自行分配時間，整體大約施作三十分鐘便告結束。

（12）精神矯正法

精神矯正法，主要是針對想要矯正的「心的習性、行為的習慣、精神方面」等相關問題進行矯正，盡量恢復或形成善良習性或習慣的一種手法。

內心的習性（情緒或思考模式）或日常行為習慣，不論好壞都是當事人在不知不覺中日積月累而生。如「習慣晚睡」而導致失眠症狀或早上賴床等，類似此類問題，亦可藉由靈氣的力量來矯正。若是能夠持之以恆地施作靈氣，則許多源自於精神上、心理面的問題都可以獲得矯正或治癒。

（13）遠距法

遠距法是一種非常方便的方法，透過原學會中所用的特定咒文，可保障與現場靈氣效果無異。

・挑選或適用狀況，包含以下層面：

・無法前來現場者、需要增加施作靈氣時間者（如長期慢性或惡性病者）。

・做為彌補現場施作靈氣時間不足之搭配選項。當出現時間壓力，而致使施作者或被施作者不得不中斷時，可以另行約定方便的時間，繼續運用遠距法進行接續，可使療癒不會因為受限於時間或空間，而導致間隔過久而影響或降低療效。

・此法不僅可以為他人施作，亦可方便自身使用。例如：自己的手較難碰觸到的自身部位

（如背後或身體不便時）、或不便碰觸的燒燙傷等傷口、或是需要對自己施作一段較長時間時，都是遠距法發揮效用之時。

- **搭配範圍廣泛，包含以下層面：**
- **療癒肉體／生理：**可搭配用於療癒自他肉體、生理層面之急慢性等各種不適症狀。
- **療癒心習／精神：**可搭配用於改善心的習性、行為的習慣、精神方面等的各類相關症狀，如煩惱、成癮、錯誤認知或負面情緒模式等等。

（14）集中靈氣法

所謂集中靈氣是指，多人對一人集中進行施作靈氣之手法。因為人數眾多因此效果也容易增大，通常在人數眾多時可多加運用。在進行集中靈氣時，被施作者同時也可以為他人施作靈氣。

施作集中靈氣的手法有以下幾種不同的做法：

1. 多人對一人：放置多處部位
2. 多人對一人：放置一處部位
3. 遠距集中靈氣（無法來到現場者，亦可使用此方法）。

（三）符文與咒文

本書中所論述的是「心身改善臼井療法學會（原學會）」內所用之「符文、咒文」，需要實際經過「特定靈授」後才會正式傳授，因此不會刊載任何符文、咒文於本書中，僅進行簡要文字描述與說明。

要特別提醒的是，若是靈氣質量低寡，而僅想要靠著使用「符文，咒文」這樣的工具，是無法期待效果的。因此只要具備充沛的靈氣能量，就亦不用擔心會因為暫時沒有獲得「符文，咒文」而無法使用靈氣的問題。

但是為了達成以下目的，而導入「符文，咒文」時，則將會讓您的靈氣施作更如虎添翼。

- **原學會第一個符文**：協助快速發出強大靈氣，以利緩和或消除病源。
- **原學會第二個符文**：改善內心習性、行為習慣、精神問題等等。
- **原學會第三個符文**：遠距法用，被施作者無法來到現場時或自我療癒用。

（1）原學會內之第一個符文：肉體／生理用（強化靈氣）

- 源自：神道觀念。

此符文源自於古神道，其特殊意義是在於，使用特殊形狀畫法而將大宇宙的氣凝集於一點，將靈氣導入現實界而使能量增強。

特別值得一提的是，在古神道的作法中，左右之區分並非以自己為中心，而是要以符文本身為中心。因此若是從旋轉的原理來看，我們的順時針會是符文本身的逆時針，我們的逆時針就會是符文本身的順時針了。所以在古神道的世界中，若要將看不見的力量（靈氣）導引至現實世界時，會操作使用旋轉方式。

此符文專用於施作靈氣於肉體時，強化靈氣出功率使用。當發現極度需要靈氣之部位，則可使用此符文。但是透過發靈法、靈授亦可以強化靈氣的出功率。當靈氣大為增強時，在雙手掌間應可以感受到有大量的靈氣流動著。

- **目的**：針對特定部位，想要發出強大靈氣時使用。
- **手法**：有三種運用方法。

（2）原學會內之第二個符文：精神矯正法（心的習性、行為的習慣、精神方面）

- **源自**：佛家觀念（淨土宗）

此符文的來源，與臼井大師信奉的淨土宗——阿彌陀佛極為有關。使用此符文的最大意涵，就是透過阿彌陀佛（無限光）的無限力量，幫助我們消除諸多煩惱，而能獲得內心的幸福喜樂。

特別是在現今社會中，精神不安定者、性格偏差者、情緒不穩定者等日漸增多之時，或許運用此符文可以幫助我們更有氣力，朝向更美好的人生大步前進。

專用於改善先天或後天而來的性格問題、潛意識相關、精神上的偏執、惡性習慣、思考認知、負面情緒、大小煩惱等等，則可運用此符文。

雖說此符文的來源，偏向佛教意涵，但我們現代觀念，可以將其理解成，是某種高次元象徵、無限的力量之代名詞，就不會被名相困擾，對於不論是否有特定宗教信仰者，都是可以接受的概念。

- **目的**：矯正或改善內心習性、行為習慣、精神問題等。
- **手法**：有四種運用方法。

（3）原學會內之第三個咒文：遠距法用（自我靈氣、不受限於時間及空間）

- **源自**：道家•陰陽道觀念。

此符文是來自於道家或陰陽道觀念。在遠距療法中的咒文運用，其原理非屬於物質世界的概念，而是屬於玄祕世界或內心世界之操作概念。古代東洋人有著「形代（替代人本身）」的手法，是使用咒文以連結人與替代物的玄祕手法，亦即使用某些方法將人的分魂（人的生命形式之一）與替代物之間進行連結，以替代人們接受祝福、開運或接受淨化、除厄。

在原學會中，並不將此咒文用於過去或未來的療癒，因為過去或未來並不存在當下的時空中。此外也不會將此咒文用於淨化物品或場所，臼井大師所創的原有符文、咒文都是為了改善人們的身心狀況而來。

遠距法是一種非常方便的方法，可以在許多狀況下便利選用。當運用特定咒文時，便可以保障與現場靈氣的效果無異。

- **目的：**不受限時間空間、自我靈氣時使用。
- **手法：**運用特定咒文，三種做法。

四、提高施作靈氣效率

（一）高效率順序（肉體／生理療法）：時間受限時

若是時間受限、患部狀況急迫時，則建議進行以下有效程序，以緩解患者的苦痛：

①**患部**

若是時間受限，則就直接先從被施作者訴諸的「患部（身體不適部位）」開始施作靈氣。特別是急性、疼痛、發熱等狀況出現時，首先最需要的就是緩解患部的問題。

②**病源反應部位**

當針對被施作者所訴諸的「患部」施作靈氣一段時間後，若有發現其他的「病源反應」部位時，再緊接著對該部位施作靈氣。

③**脊椎與其他部位**

若尚存時間，則接著可針對脊椎施作靈氣，因為這是人體重要中樞位置之一。之後若還有剩餘時間，再施作靈氣於全身其他需要部位。

（二）高效率順序（肉體／生理療法）：時間充裕時

若是有足夠的時間時，則建議進行以下有效程序，以獲得全面性效果：

① 頭部治療

不論任何病症，首先都需要對頭施作靈氣。因為靈氣會從頭部開始流向身體其他部位，因此幾乎所有的身體不適，都與頭部有密切的關係，一開始就先施作靈氣於頭部，都會有益於改善其他不適部位。

施作頭部的位置並無制式規定，重點還是在於「病源反應」的位置，須多加集中施作靈氣。若是一開始無法確認病源反應之位置時，可以嘗試在頭頂、兩側太陽穴、前額、後腦勺尋找，這些部位都是屬於特別重點部位，幾乎都可以發現病源反應。

做法來說，可使用慣用手或雙手置放於頭部，亦可加上「念達法」數次，將更能夠促進靈氣的流動。

② 肚臍治療

當對頭部施作一段時間的靈氣後，接下來便可以進入「肚臍治療」的部分。原學會內將「頭部治療」與「肚臍治療」同列稱之為「萬能的靈氣療法」，也就是說在施作靈氣時，必須應該要進行的最重點的兩個部位。

肚臍治療與頭部治療一樣，建議不論是何種病症，一開始都可以從此處做起。因為靈氣亦非常容易從肚臍進入，而進入肚臍後的靈氣，會自動地流動到身體不適部位。因此會說肚臍治療與頭部治療，對於所有病症來說都非常重要。

③ 丹田治療

當對頭部、肚臍施作一段時間的靈氣後，接下來便可以進入「丹田治療」。丹田治療特別對於解毒或解熱非常奏效，因此也列為靈氣療法的重點區域。此時亦可加上「念達法」數次，將更能夠促進靈氣的流動。

④ 患部治療

當對頭部、肚臍、丹田施作一段時間的靈氣後，接下來便可以進入「患部治療」。此時可以直接詢問被施作想改善的部位，或是找出病源反應的部位，然後就集中施作靈氣，直至病源反應緩和或消失為止。

特別提醒，在對患部施作靈氣時，可以因應不同的狀況，不設限只將手安靜置放（按手法）在當事人的患部，可以多加交互運用「按壓法、拂擦法、輕打法、凝視法、呼氣法、念達法」以期提升效率。

若是屬於慢性或長年積累的患部、病症，有時在僅一次過短的施作時間內，並無法完全消除病源反應，為了達到與維持一定的效果，建議勿相隔太多日，盡快安排在次日或隔一至二天內，再度施作靈氣為佳。如此一來，即使是慢性或長期積累的狀況，只要連續進行數日或數次，都可以見到不錯的改善。

⑤ 其他的病源反應部位的治療

除了主述症狀或部位之外，若是尚有時間，則可以檢查是否有其他的部位出現病源反應，因為若是在其他相關部位，還殘留有較多的病源時，則就有可能存在使患部或病症再度發作的潛在危機，因此需多加檢查是否還有其他病源反應的部位存在。

⑥ 確認身體其他變化

可以直接詢問被施作者，是否有哪裡不舒適，或是覺得在意的部位。若是還有提出其他部位時，可視施作者與被施作者的時間與體力允許，再度進行或隔日進行。有時像是比較難纏的慢性或惡性疾病，若只有短期、少次的施作則會不易見到顯著的效果。因此需要較多次、長時間來施作靈氣。所以每次可以進行到病源反應減弱一些後，就告一段落然後再約定隔日或近日其他時間，進行下一次的施作靈氣。

⑦ **收善作業**

每次施作靈氣完畢後，在原學會中會進行一種特定的「收善手法」，主要目的是為了協助靈氣在身體核心位置內的流動，在進行完畢之後，便可並告知被施作者結束整個過程。

（三）高效率順序（心習／精神療法）：時間受限時

若是時間受限時，則建議進行以下順序，以修正急迫性的精神問題：

① **頭部治療**

因身體與精神是一體兩面之物，所以先對身體層面施作靈氣，再使用「精神矯正法」對治心的問題，則就容易產生加乘作用。所以可以先使用慣用手放置於身體中樞位置，以利流動靈氣。

精神性的問題都會特別與頭部有關，所以對應的施作順序，會建議先以頭部為重點。幾乎所有的精神性問題，會在肉體的頭部某些位置，會找到有相當程度的病源反應。特別是「頭頂、兩側太陽穴、前額、後腦勺、雙眼」都是屬於重點改善部位。

針對頭部施作靈氣時，可以因應不同的狀況，不設限只將手安靜置放（按手法）在當事人的患部，可以多加交互運用「按壓法、拂擦法、輕打法、凝視法、呼氣法、念達法」等手法。

②念達法

使用念達法，以協助修正內心回路。

（四）高效率順序（心習／精神療法：心習符文法）：時間充裕時

若是時間充裕時，則建議進行以下順序，以期全面性修正精神問題：

①身心一體

由於身心一體，因此若是時間允許，則建議先整理身體，此時盡量讓患者躺下，特別是頭部可以將施作時間比例增多，並加強「頭頂、兩側太陽穴、前額、後頭部，兩眼」等位置，同時多運用「按壓法、拂擦法、輕打法、凝視法、呼氣法、念達法」，對治棘手難現、或較為劇烈的病源反應。身體方面可依此順序進行：頭部治療→肚臍治療→丹田治療→其他出現病源反應部位。

② 特定部位與特定符文使用

當精神疾患的症狀較為嚴重時，可以併用特定符文，以協助較快達到改善效果。

③ 耐心持續施作靈氣

當開始被施作靈氣時，大部分的人都會睡著，這也是靈氣開始奏效的徵兆之一，若是患者睡著時則不必特地喚醒，因為有精神性問題的人，大多會有思慮過多、或雜念太多的傾向，若是可以睡著則代表以上狀況得以停止。從此來看可得知，若僅是單純地施作靈氣，亦可對精神性問題帶來正面的改善。因此請繼續保持施作靈氣一段時間。

有些人的精神性問題已累積數年至數十年之久，因此有時難以在僅進行一次就可以看到滿意的效果，一定要多花些耐心且多進行數月多次，則必定可以見到改善，而且連同身體也會恢復到相當程度的活力。

(五) 促進淨化、新陳代謝之手法

在施作靈氣時有以下幾種方法，可用於促進身心的淨化，及體內的新陳代謝的提升。在原學會內，至今保存著的有以下的運用方法。

s 乾浴法（詳細：第一〇四頁）

s 丹田呼吸法（詳細：第一〇五頁）

s 半身血液交換法（詳細：第一四六頁）。

s 全身血液交換法（詳細：第一四六頁）。

第四章 靈氣療法祕鍵

本章是彙整「心身改善臼井靈氣療法學會等的相關研究組織、實踐團體」、「林靈氣研究會相關團體、實踐團體」、「明治大正期當代雙手療法名家等相關團體、實踐團體」等之口傳經驗、實證描述、文獻資料、訪談紀錄，並佐以自身夙夜不懈地深入親身實踐與理解之後，選用現代人最能理解的語言，重新詮釋艱澀難懂日文古文、文言文、各類模糊的表現語法，而彙整成此章的「靈氣療法祕鍵」。提供大家在施作靈氣上，清晰地掌握最有效的核心關鍵。

此祕鍵是我站在實踐者的立場，提供施作靈氣時的快速核心參考。有時許多初學者或缺乏施作經驗者等，若能參考此祕鍵內之解釋與操作，則必然可以快速掌握精要且輕易奏效。

靈氣，只怕聽聞的人不相信，相信的人不實踐，實踐的人不恆久而已。因此進入運用「靈氣療法祕鍵」之前，有數項重點再次提醒大家。

臨機應變

此章所提供的建議，是累積大量經驗而來的精要，但是因為人的身心精密度極高，所以現場的施作環境與時間、部位與手法等，都還需要視施作者與被施作者的當下實際狀況而進行臨機應變，所以不需當成是硬性規定或制式位置。

提醒大家切記，靈氣療法的核心是在於「找出病源後，施作靈氣直至病源反應舒緩或消失」。因此在施作部位與施作時間上，請多加活用此「靈氣療法祕鍵」，但也需進行隨機應變，以增加自身的經驗，並淬煉出精湛的技法。

自然發生

靈氣療法是用來激發人體內的自癒療能，以克服身心諸多的痛苦或不適。因此使用者不需要過度期待、或膨脹自我、或過度緊張挫折等。

在練習靈氣的過程中，有些手法會讓人覺得很有效，但有些手法卻一直無法發揮效用。這是因為每個人到目前為止所經驗的人生都各自不同，所以有可能在信仰、信念、常識等上面會與之衝突。因此若是遇到自己無法得心應手的方法、或是無法發揮效果的方法，哪就盡快放下它，只要盡量挑選自己覺得喜愛的方法、能夠上手的方法，盡力而為但順其自然並接受結果即可。

只要我們安靜地順從外在大宇宙與人體小宇宙之間的靈氣流動，允許一切自然發生，則該發生的自然就會發生。有時上天未必會給我們想要的，但總是會給我們最好與最適合的。

七日來復

身體狀況大約每七天就有一個循環。有些轉變的發生需要循序漸進，因此不要太過於急功，應該多些耐心並加以仔細觀察與體會。

一、身體各部位祕鍵

此章節是針對「不特定疾病名稱」、「日常身體保養」時，便於參考之項目彙整。在實際施作靈氣時，會因為人、時、地等的不同而會產生不同狀況，因此必須根據當時的情況，進行辨識或調整。

以下的「病源部位」是指，發生病源反應的主要部位，「延伸部位」則是屬於次要或遠因之部位。但實際上每種情況的選用並非固定不變，因此當場需以靈活判斷運用為要。

(一)頭部、腦部症狀

◇**病源部位**:頭頂、前額、後頭部(高凸處)、後頸部、兩耳上方、太陽穴

◇**延伸部位**:眼睛、鼻、咽喉、頸椎、肝臟、胃腸、腎臟、子宮、卵巢、薦骨

◇**具體重點**:

1. 頭痛、腦部疼痛、頭暈等,會與許多原因或病症有關(腦炎、神經衰弱、眼壓高、失眠、暈眩、疲勞、緊張等),特別是當頭部開始產生一陣陣的刺痛或鈍痛時,整個頭腦就會感到昏沉或濁重,進而影響到全身也會開始感到無力或遲鈍。
2. 頭痛的原因複雜繁多,因此亦要注意如眼睛、鼻、肝臟、胃腸、腎臟、子宮、卵巢等處是否有病源反應。
3. 頭痛較為嚴重時,首先要扎實地治療疼痛出現部位。此時可加強頭頂、太陽穴、薦骨。
4. 當施作靈氣於太陽穴時,盡量兩手同時放置於兩側太陽穴處,也可採用將雙手掌前後包覆住當事人的前額及頭頂部(一前一後)之手法。若當事人已經產生強烈疼痛感時,則需要請當事人盡量閉起雙眼以安靜休息。
5. 頭部暈眩時,可加強「前額處」。失眠時可加強「眼睛、後頭部」。腦炎、腦充血等時,則可加強「頭、心臟、胃、腸」。

6. 頭臉是人體陽氣最充沛之處，因此要非常注意氣血保養。所以無論是任何病症，都需針對頭部施作靈氣，以期提升全體效果。另外若是想讓頭臉的氣血更為充足，則咽喉與頸椎也很重要。

7. 即使無特別嚴重問題，也建議施作靈氣「每日、每次約三十分鐘」，會對於日常活力與腦力有很大幫助。

8. 有關建議施作靈氣時間，若尚屬短期與輕症則「每日一次至二次、每次三十至六十分鐘、每週施作二至三日或直至狀況消失」。若是長期性問題則建議加至「每日二次以上、每次九十至一百二十分鐘、每週施作四至五天、連續施作三週至四周、或直至狀況改善・消失」。

（二）眼

◇**病源部位**：後頭部、全眼、眼球、眼頭、眼尾、肝臟

◇**延伸部位**：前額、後頸部、腎臟、子宮、卵巢。

◇**具體重點**：

1. 眼睛若是容易覺得疲累、或乾澀酸麻、看周圍的人物景色文字等都有些辛苦、或會出現朦

朧感等時，可看成是五臟已經開始弱化的徵兆。

2. 與眼睛直接相關的病症，有如視力減退、眼睛疲勞、結膜炎、白內障、青光眼等。除此之外還有並非出自眼睛本身，而是由其他原因所引起，如高血壓、糖尿病、心臟病等，都有可能對眼睛產生影響。

3. 若是一般使用電腦或手機所導致的單純眼睛疲勞時，則儘快施作靈氣後，眼睛很快就會恢復活力。輕微近視在初期時，大約施作靈氣三至五次後，年紀較輕者很快就可以恢復視力。但隨著年紀越長，則會較難恢復正常視力，或需要花費較長期間才見改善。若是想改善老花眼狀況，可以加上強化「肝腎」。

4. 眼睛的施作手法方面，兩眼需均衡施作等長時間較佳，即使初期只有單眼不適，但亦建議同時對兩眼均衡施作等長時間為佳。

5. 當對眼睛施作靈氣時，可以先在額頭至眼睛的範圍覆蓋上乾淨的面紙，接著將中指對準中央眼球處輕輕放在上面。

6. 眼睛是我們現代人最耗弱處之一，建議即使無特別嚴重問題，亦可每日施作「三十至四十分鐘」進行保養，會對於日常活力與腦力有很大幫助。

7. 有關建議施作靈氣時間，若尚屬短期與輕症則「每日一至二次以上、每次三十至六十分

鐘、每週施作二至三日或直至狀況消失」。若是長期性問題則建議加至「每日二次以上、每次九十至一百二十分鐘、每週施作四至五天、連續施作三週以上、或直至狀況改善•消失」。

（三）耳

◇**病源部位**：耳腔，耳下凹處，耳朵外部，耳後高骨處、後頭部、淋巴腺

◇**延伸部位**：肝臟、腎臟、脾臟、腸

◇**具體重點**：

1. 與耳朵相關的病症有很多（急性發炎、耳朵病變、中耳炎，外耳炎，耳鳴，梅尼爾氏症，耳下腺炎等），當一出現疼痛症狀時，若是能儘快進行施作靈氣，則便能夠很快就獲得減緩。

2. 耳朵的疼痛、耳鳴、或其他許多症狀，都會跟腦有很大關係。除此之外有的可能是因為單純肉體勞累所引起、有的可能是精神疲勞或感冒所致。另外若是肩膀太過僵硬，而影響到脖子時，也會逐漸導致耳朵出現疼痛感。銀髮族的耳鳴、重聽等，通常會與腎臟衰弱有關。

3. 感冒容易引發的耳朵相關症狀，如中耳炎，耳下腺炎等，需再加上治療支氣管，肺部淋巴腺。同時也要多注意腎臟，子宮，卵巢處是否有病源反應。

4. 耳朵的施作手法方面，即使初期只是單耳不適，亦須同時針對兩眼耳均衡施作等長時間為佳。可以使用雙手掌包覆住於病源部位，或置放在耳下腺處。或可將中指放入耳孔內、再同時用食指與無名指像是夾著耳朵的手法，便可方便施作靈氣，此時若是覺得指尖有一種被吸入的感覺，則需要盡快前往醫院檢查，有可能是鼓膜出現問題。但若是出現刺痛、酸痲感、鼓動感時，則繼續施作便可獲得緩解。

5. 因耳朵發炎所以導致用手碰觸到會覺得疼痛時，則可以使用隔空不接觸到耳朵的方式施作靈氣，或是使用呼氣法，將靈氣吹入耳中。另外中耳炎時要特別加強「耳下凹處、耳後高骨處」。

6. 若前往醫院檢查後，被醫院認定是由感冒所引起的相關耳朵症狀，則可加強頭頂、兩耳下方（耳下腺處）、肺部（雙手同時施作於正面與背面）、胃腸、腎臟（有發熱症狀時）。

7. 有關建議施作靈氣時間，若尚屬短期與輕症則「每日一至二次以上、每次三十至六十分鐘、每週施作二至三日或直至狀況消失」。若是長期性問題則建議加至「每日二次以上、每次九十至一百二十分鐘、每週施作四至五天、連續施作三週以上、或直至狀況改善•消失」。

（四）鼻

◇**病源部位**：眉間、鼻樑骨、鼻翼、咽頭、後頭部、後頸部

◇**延伸部位**：肺部、脾臟、腎臟

◇**具體重點**：

1. 感冒打噴嚏、流鼻水、頭部不舒服、或是花粉症等，都會讓鼻子產生不適感，嚴重時也會影響日常作息，所以應該盡快舒緩此症狀。

2. 與鼻有關的病症（鼻塞、急性或慢性鼻炎、流鼻血、蓄膿症等），除了可以針對上述病源部位施作靈氣之外，多對脾臟、腎臟施作靈氣亦有幫助。

3. 若有蓄膿狀況，可以使用拇指與中指或輕抓鼻子，然後將食指置放於眉心，在過程中有時鼻水就會開始流出。或是使用手掌前半段，輕抓鼻子的相關病源部位亦可。若為他人施作此部位時，可使用一手放於額頭、另一手放於後頸部之手法。

4. 若有流鼻血症狀出現時，可加強鼻梁骨及後頭部。鼻塞時只要儘早施作大約二十至三十分鐘便可見到改善。

5. 有關建議施作靈氣時間，若尚屬短期與輕症則「每日一至二次以上、每次三十至六十分鐘、連續施作四至五日或直至狀況消失」。若是長期性問題則建議加至「每日二次以上、

每次九十至一百二十分鐘、每週施作四至五天、連續施作三週以上、或直至狀況改善•消失」。

（五）口、舌、齒

◇**病源部位**：口唇、舌根、齒根

◇**延伸部位**：肝臟、脾臟、胃、腸、腳弓（舌相關）

◇**具體重點**：

1. 口腔內出現不適狀況時（口內發炎、牙齦炎、牙周炎等），可使用食指與中指上下夾住嘴唇周圍、或是以手覆蓋不碰唇而施作靈氣。有時這些部位會與消化功能之異常有關。
2. 在牙齒疼痛且尚未能就醫時，可先找出疼痛牙之齒根後，除了使用中三指的指尖從外部（臉頰或下顎）施作之外，亦可針對下顎骨後方的淋巴腺匯聚處施作靈氣，以獲得舒緩。通常若是感覺牙齦處，出現了脈動跳動般的病源反應時，則要注意耳下可能也有病源反應，同時施作便能快速改善。
3. 若是舌頭燙傷、咬傷、發炎等，可以將舌頭伸出，覆蓋乾淨的脫指棉，接著使用食指與中指輕輕置放於上即可施作靈氣。

4. 說話大舌頭的狀況，則可從外部對舌根施作靈氣，將可逐漸獲得改善。要施作舌根部位時，可從舌根外部（約為前脖子）處施作。

5. 有關建議施作靈氣時間，若尚屬短期與輕症則「每日一至二次以上、每次三十至六十分鐘、連續施作數日或直至狀況消失」。若是長期性問題則建議加至「每日二次以上、每次九十至一百二十分鐘、每週施作四至五天、連續施作三週以上、或直至狀況改善‧消失」。

（六）咽喉

◇**病源部位**：喉嚨、兩耳後方、頸部（前後）、胸部、扁桃腺

◇**延伸部位**：心臟、肝臟、胃、腎臟

◇**具體重點**：

1. 與咽喉相關的病症有很多（咳嗽、氣喘、扁桃腺發炎、甲狀腺問題、感冒等）。

2. 當發生咽喉疼痛時，有時也會伴隨著吞嚥或發音困難等，越是儘早施作，則消除疼痛的效果就會越明顯。

3. 用手施作於咽喉時，切勿過度用力，需輕輕置放，以免造成呼吸不適。若在施作時手掌或

指尖出現被吸入內部的感覺時，則也須對氣管施作靈氣，有可能在氣管部位也開始惡化。若為他人施作靈氣時，可將雙手掌一前一後包覆住當事人的咽喉。

4. 因感冒引起的咳嗽，可以加強「咽喉、胸部」。
5. 因感冒引起的扁桃腺發炎，可從外部使用指尖（食指、中指、無名指為佳）或全手掌前半端施作靈氣。此症很容易在短期間內治癒。但若是伴隨著發熱，則亦須加強腎臟。
6. 甲狀腺因為會在聲帶處有突起，因此針對此處周圍施作靈氣即可改善。
7. 有關建議施作靈氣時間，上述症狀若尚屬短期與輕症則「每日一次以上、每次三十至六十分鐘、連續施作二至三日或直至狀況消失」。若是長期性問題則建議加至「每日二次以上、每次九十至一百二十分鐘、每週施作四至五天、連續施作三週以上、或直至狀況改善・消失」。

（七）食道

◇病源部位：食道、舌根、賁門

◇延伸部位：胃腸、肝臟、胰臟、腎臟

◇具體重點：

1. 與食道相關的病症有很多（食道狹窄、食道擴張、食道炎等），常與消化功能之異常有關。
2. 舌根部位，可從舌根外部（約為前脖子）處施作。
3. 有關建議施作靈氣時間，若尚屬短期與輕症則「每日一至二次以上、每次三十至六十分鐘、連續施作數日或直至狀況消失」。若是長期性問題則建議加至「每日二次以上、每次九十至一百二十分鐘、每週施作四至五天、連續施作三週以上、或直至狀況改善・消失」。

（八）肺

◇**病源部位**：頭部、肺、胸部、心臟、胃腸、氣管與支氣管

◇**延伸部位**：鼻、咽喉、腎臟

◇**具體重點**：

1. 肺是一個很容易受到寒邪侵擾的器官，肺一但變弱人就容易感到虛弱或全身無力。相反地若是呼吸順暢則心情就會愉悅。與肺臟相關的病症有很多（氣管炎、氣喘、肋膜炎、肺炎等）。

2. 當肋膜炎、肺炎時直接針對肺部。肺病在早期時若是多願意花些時間，則不會太難治癒。但是若是沉積時日已久的肺病，則需要更有耐心，並且可以多使用雙手同時針對「肺部與相對背部的位置」施作靈氣。體質孱弱者為了維持體力或避免食慾不振，則可多加強胃腸的施作。
3. 肺部狀況不佳時，只要用手碰觸胸部附近，便可以輕易感受到病源反應。有時會很難分清楚是來自肺或氣管的問題，因此兩方都施作最為妥當。
4. 若可以確認為氣管問題時，則將手置放於「鎖骨上方」即可。
5. 可加做丹田治療以協助排毒。
6. 有關建議施作靈氣時間，若尚屬短期與輕症則「每日一至二次以上、每次三十至六十分鐘、連續施作二至三週以上或直至狀況消失」。若是長期性問題則建議加至「每日二次以上、每次九十至一百二十分鐘、每週施作四至五天、連續施作四至五週以上、或直至狀況改善・消失」。

（九）心臟

◇**病源部位：**頭部、心臟、腎臟

◇延伸部位：胃腸、肝臟

◇具體重點：

1. 心臟不好的大人或小孩都其實相當多。特別是體弱多病的小孩，大多數心臟都不佳。又心臟是個極為敏感的臟器，因此要特別費心注意為佳，請務必每天為其施作靈氣。

2. 與心臟相關的病症有很多（心臟內膜炎，心臟瓣膜異常，心囊諸症，心臟實質諸症，心悸亢進症，絞心症等），主要施作靈氣的部位是心臟，亦可從心臟的旁側或背面施作。

3. 有關建議施作靈氣時間，若尚屬短期與輕症則「每日一至二次以上、每次三十至六十分鐘、連續施作數日或直至狀況消失」。若是長期性問題則建議加至「每日二次以上、每次九十至一百二十分鐘、每週施作四至五天、連續施作四至五週以上、或直至狀況改善•消失」。

（十）胃

◇病源部位：胃（前面與背面）、腸、腎臟、肝臟、脾臟

◇延伸部位：頭部、肩胛骨中間。

◇具體重點：

1. 與胃相關的病症有很多（胃下垂、腸胃炎、胃潰瘍、胃擴張、胃痙攣、胃癌等），主要施作靈氣的部位是胃。

2. 有時肝臟問題也會容易影響到胃，因此也要注意肝臟養護。當胃潰瘍時更要加強頭部。急性胃病可強化「心窩」處，心窩是位於護心骨下正中凹陷處，實際上就是胃的位置所在，這是一個部位而不是某一點。

3. 輕微的胃部症狀，可以著重於頭部、胃。較為嚴重時則就必須再加上腎臟。身體過於瘦弱的患者，可加上由背部相對於胃的位置進行施作。

4. 另外還可以加做「全身或半身血液交換法」，均會有助於氣血活絡與新陳代謝。

5. 有關建議施作靈氣時間，若尚屬短期與輕症則「每日一至二次以上、每次三十至六十分鐘、連續施作數日或直至狀況消失」。若是長期性問題則建議加至「每日二次以上、每次九十至一百二十分鐘、每週施作四至五天、連續施作四至五週以上、或直至狀況改善・消失」。

（十一）肝臟

◇**病源部位：**肝臟（前面與背部）、脾臟、腎臟

◇**延伸部位：**胃、腸

◇**具體重點：**

1. 肝臟與氣血滯留、壓力消除都非常有關係。如生氣、喝酒、熬夜、驚嚇、過勞、濫服藥物等，都會促使肝臟惡化。

2. 與肝臟相關的病症有很多（肝炎、急性肝炎、肝硬化、肝肥大等），主要施作靈氣的部位是肝臟。眼睛比較不好（如急性發炎，眼睛病變、結膜炎、白內障、青光眼等）、或是容易覺得疲累的人，都可多對肝臟施作靈氣。

3. 長期只有右邊肩膀過於僵硬時，則可多加強對肝臟的施作。有時肝臟不好的人，也會常容易絆倒或摔倒，可以多加強化「心臟、肝臟」（可從背部相對位置進行施作）。

4. 脾臟是血液的再造器官、腎臟具備淨化血液及調節水份濃度的功能、大腸則能夠掃除場內的腐敗物並保持新生血液的純度，因此都會與肝臟息息相關。血液酸性化則肝臟就會變弱，肝臟變弱則必定會影響到腎臟功能，最後會引起整體新陳代謝不充分。據研究癌細胞要產生的必要條件之一就是「肝臟弱化」。因此肝臟若是能夠保養得宜，則就容易防止許多內臟功能低落或癌細胞的侵擾。

5. 有關建議施作靈氣時間，若尚屬短期與輕症則「每日一至二次以上、每次三十至六十分

鐘、連續施作數日或直至狀況消失」。若是長期性問題則建議加至「每日二次以上、每次九十至一百二十分鐘、每週施作四至五天、連續施作四至五週以上、或直至狀況改善・消失」。

（十二）膽結石、黃膽

◇病源部位：頭部、肝臟（疼痛處）、胃腸

◇延伸部位：心臟

◇具體重點：

1. 與膽相關的病症有很多（膽結石、黃膽、膽囊炎等）主要施作部位還是在於肝膽。可同時從身體前方與背部同時進行。
2. 有關建議施作靈氣時間，若尚屬短期與輕症則「每日一至二次以上、每次三十至六十分鐘、連續施作數日或直至狀況消失」。若是長期性問題則建議加至「每日二次以上、每次九十至一百二十分鐘、每週施作四至五天、連續施作四至五週以上、或直至狀況改善・消失」。

（十三）脾臟

◇病源部位：脾臟（前面與後背）、肝臟、腎臟、膀胱

◇延伸部位：胃腸

◇具體重點：

1. 脾臟是血液的再造器官，也與肝臟息息相關。若是脾臟不好者，可以延伸加強肝臟、腎臟、胃腸，都會有助於脾臟的健康。

2. 若長期為鼻子的問題所困擾，亦可嘗試加作脾臟。

3. 有關建議施作靈氣時間，若尚屬短期與輕症時，則「每日一至二次以上、每次三十至六十分鐘、連續施作數日或直至狀況消失」。若是長期性問題則建議加至「每日二次以上、每次九十至一百二十分鐘、每週施作四至五天、連續施作四至五週以上、或直至狀況改善‧消失」。

（十四）腸

◇病源部位：頭部、胃腸、肝臟、腎臟

◇延伸部位：心臟、薦骨、脊椎

◇具體重點：

1. 腸內的環境對於人的健康非常重要。若是腸內環境過於惡劣，則不但自癒療能會下降、且容易老化，並且也會容易成為萬病的源頭。腸道中存有超過一億個的神經細胞，此數目已經遠大於脊髓全體的神經細胞，因此若是能夠多加維持強健，則對於提升自癒療能會大有幫助。

2. 與腸相關的病症有很多（腸炎、腸胃炎、腸潰瘍、十二指腸潰瘍、下痢、便祕、盲腸炎等），但主要的原因還是跟腸有關，因此主要施作靈氣的部位是腸（肚臍下方），但同時也可以針對脊椎進行強化。

3. 便祕時，可以針對下腹部施作之外，還可以加上針對「薦骨」施作約三十分鐘。將會獲得良效。

4. 有關建議施作靈氣時間，若尚屬短期與輕症則「每日一至二次以上、每次三十至六十分鐘、連續施作數日或直至狀況消失」。若是長期性問題則建議加至「每日二次以上、每次九十至一百二十分鐘、每週施作四至五天、連續施作四至五週以上、或直至狀況改善‧消失」。

（十五）胰臟

◇病源部位：胰臟、肝臟、腎臟

◇延伸部位：心臟、胃、腸

◇具體重點：

1. 與胰臟相關的病症有很多（胰臟囊腫、下垂、肥大、糖尿病等），但主因還是跟腸胰臟有關，因此主要施作靈氣的部位是胰臟。
2. 有胰臟問題時，特別是糖尿病等，可以強化心窩與肚臍之間的部位。
3. 有關建議施作靈氣時間，若尚屬短期與輕症則「每日一至二次以上、每次三十至六十分鐘、連續施作數日或直至狀況消失」。若是長期性問題則建議加至「每日二次以上、每次九十至一百二十分鐘、每週施作四至五天、連續施作四至五週以上、或直至狀況改善・消失」。

（十六）腎臟

◇病源部位：頭部、心臟、肝臟、胃腸、腎臟

◇延伸部位：膀胱

◇具體重點：

1. 腎為先天之本，因此腎臟在養生保健上是非常重要的器官，它與許多病症（感冒、腦溢血、神經衰弱、腎臟炎、腎盂炎、腎結石、尿毒症、腳氣病）息息相關。因此請務必多對腎臟施作靈氣。
2. 肝臟極度疲勞時，就會影響到腎臟。另外血液品質低下、或腸活動力過弱時，都會影響腎臟功能。特別是腦出血、神經質、中耳炎、耳鳴等狀況，更需要強化腎臟。
3. 腎臟發炎時，若有發熱狀況出現，一定要盡快施作一至兩次（每次九十分鐘左右），之後便會較為容易改善。
4. 常常心情不好、容易低落、對人生悲觀者，也應該多對腎臟施作靈氣。
5. 即使無特別嚴重問題，亦建議每日施作「三十至四十分鐘」進行養護。
6. 有關建議施作靈氣時間，若尚屬短期與輕症則「每日一至二次以上、每次三十至六十分鐘、連續施作數日或直至狀況消失」。若是長期性問題則建議加至「每日二次以上、每次九十至一百二十分鐘、每週施作四至五天、連續施作四至五週以上、或直至狀況改善・消失」。

（十七）膀胱

◇**病源部位**：膀胱、腎臟、腰椎、薦骨

◇**延伸部位**：頭部（頭頂）、子宮、丹田治療

◇**具體重點**：

1. 與膀胱相關的病症有很多（膀胱炎、膀胱結石、夜尿症尿閉、尿毒症、尿意窘迫、頻尿、血尿、放尿時疼痛等），主要施作靈氣的部位是膀胱。當膀胱出現疼痛時，儘早施作很快便可以減少疼痛，經過一段時間或數次的施作後，就會逐漸感到舒緩。

2. 特別是女性最常見的在天氣過熱時，會容易影響到膀胱而發炎。

3. 夜尿症須加強頭部、膀胱。但有時鼻子也會有病源反應，所以鼻子狀況不太好時，亦有可能影響到膀胱（如夜尿等）。

4. 有關建議施作靈氣時間，若尚屬短期與輕症則「每日二至三次以上、每次三十至六十分鐘、連續施作數日或直至狀況消失」。若是長期性問題則建議加至「每日二次以上、每次九十至一百二十分鐘、每週施作四至五天、連續施作四至五週以上、或直至狀況改善・消失」。

（十八）腹部

◇病源部位：患部、胃腸、腎臟、膀胱

◇延伸部位：頭部

◇具體重點：

1. 腹痛會有許多原因，有可能是消化不良、內臟問題、腫瘤等諸多原因。當開始產生疼痛時，可以一邊先施作靈氣以舒緩疼痛，一邊盡快前往就醫檢查了解原因。
2. 可以先用一隻手針對患部施作靈氣，以紓緩疼痛。另一隻手置放於下腹部、或腎臟、膀胱等，促使尿液大量排出，都能夠加速痊癒。
3. 若為他人施作靈氣於腹部時，可一手置放於「前面」的位置，另一手則置放於「後背相對應的位置，呈現前後將身體包覆住的手法，可快速讓身體紓緩疼痛。
4. 有關建議施作靈氣時間，若尚屬短期與輕症則「每日三至四次、每次三十至六十分鐘、連續施作五至六日或直至狀況消失」。若是長期性問題則建議加至「每日三至四次以上、每次九十至一百二十分鐘、每週施作四至五天、連續施作四至五週以上、或直至狀況改善・消失」。

（十九）肛門

◇**病源部位**：患部、薦骨

◇**延伸部位**：胃腸

◇**具體重點**：

1. 與肛門相關的病症有很多（痔瘡，肛門周圍炎，裂痔，痔出血，脫肛，肛漏等）。在施作靈氣期間，還要盡量避免攝取酒精與刺激食物。
2. 有關建議施作靈氣時間，若尚屬短期與輕症則「每日一至二次以上、每次三十至六十分鐘、連續施作一至二週或直至狀況消失」。若是長期性問題則建議加至「每日二次以上、每次九十至一百二十分鐘、每週施作四至五天、連續施作直至狀況改善‧消失」。

（二十）皮膚

◇**病源部位**：肝臟、胃腸、皮膚上之患部（乾燥、龜裂、顆粒狀物之處）。

◇**延伸部位**：頭部、腎臟

◇**具體重點**：

1. 臉面膚色不太好、或長出許多大小顆粒狀物，或全身皮膚乾澀粗糙等，其中重要原因有可能是肝臟或胃腸無法正常運作之故。

2. 若皮膚問題還在早期階段，除了濕疹會需要較多的耐心與時間之外，其他一般皮膚症狀，幾乎施作數次的靈氣便可以改善或治癒。

3. 但平日也請務必多加強肝臟、腎臟、胃腸（每日三十分鐘以上），以促進新陳代謝。特別是青春痘、尋麻疹、濕疹、還有一般不明原因皮膚腫脹等，還特別需要加強腎臟。

4. 針對皮膚問題時，可以先於肝臟、腎臟或胃腸等處，施作靈氣三十分鐘後，再針對個別的患部施作。若為他人施作靈氣時，則可使用一手放於臉面患部（或肝臟），另一手放於頭部（或後背對應肝臟處）之方式。

5. 有關建議施作靈氣時間，若尚屬短期與輕症則「每日一至二次、每次三十至六十分鐘、每週施作數日至數週或直至狀況消失」。若是長期性問題則建議加至「每日二次以上、每次九十至一百二十分鐘、每週施作四至五天、連續施作五至八週以上、或直至狀況改善・消失」。

（二十一）關節

◇**病源部位**：疼痛患部（肘關節，膝關節，股關節）、鼠蹊部、腳心

◇延伸部位：心臟、肝臟、腎臟

◇具體重點：

1. 關節是屬於頑固性疼痛症之一。與關節相關的病症有很多（類風濕性關節炎、膝蓋關節炎），原因可能是來自於姿勢不良、機能退化、受傷、身體過重、寒冷潮濕、精神創傷等所引起。

2. 當關節發生疼痛、腫脹時，會無法用力並產生劇烈疼痛而令人較難忍受，因此是一個需要多些耐心來進行改善的身體部位。

3. 為快速消除病源，建議先運用撫擦法，進行撫擦二至三分鐘後，然後雙手一前一後包覆住患部。

4. 若為他人施作靈氣時，可一手放於發生疼痛處的「肘關節、膝關節、股關節」處，而另一手放於「相對應的後方」位置，是一種用雙手前後將患部包覆住的手法。

5. 因為關節性問題通常都是屬於長期性累積問題，因此長期來說需要「每日進行施作靈氣三十分鐘以上」。若是時間無法允許時，輕度狀況則盡量「每日一至二次以上、每次三十至六十分鐘以上，每週施作三至四日，連續六至八週」，情況較為嚴重時則建議加至「每日二次以上、每次九十至一百二十分鐘、每週施作四至五天、連續施作數月至一年以上、或直至狀況改善・消失」。

（二十二）惡性疾病

◇**病源部位**：頭、心臟、胃腸、癌症之患部

◇**延伸部位**：新擴散部位、肚臍治療、丹田治療、手心腳心

◇**具體重點**：

1. 惡性疾病（如癌症等）的成因非常複雜，難以一言以蔽之。主要還是讓患者能夠多舒緩疼痛，或減少治療過程中的苦痛為最重點。僅一、二次或短期的施作較難見到顯著改善，需要一些長期耐心來面對。一般來說可以先從預防繼續增殖、擴散著手。

2. 除了針對上述部位施作靈氣外，還可多加進行「肚臍治療、丹田治療、血液交換法」。肚臍治療會使大量靈氣流入而有助改善患部、丹田治療會增進自癒療能與解毒作用、血液交換法有助於氣血活絡。多施作上述手法，都會增強抵禦在治療過程而來的損耗，並可以補充日常生活所需之生命力。

3. 施作靈氣時，可一手置放於「患部」，另一手則放於「相對應的後方」位置，是一種用雙手前後將患部包覆住的手法。

4. 若是患者無法起身或不易接觸到患部，則加強對「手心或腳心」施作靈氣，因為此處亦是靈氣最容易進出口之一。

5. 若是自己或家人罹患惡性疾病，為了維持相當的日常穩定度，則應該盡量每日多次、長期規律地耐心施作靈氣。因為此類型的疾病，一但間隔過久便容易復發或擴散速度變快。

6. 盡快施作靈氣以協助養護。建議施作靈氣時間「每日多次、每次一百二十分鐘以上，每週施作五至七天左右」。若是在接受醫院的治療過程中，身體已經出現諸多副作用時，則更應每天盡量施作靈氣「三小時左右」，以緩解或消除副作用所帶來的疼痛或傷害，協助維持身體日常生活所須元氣。

（二十三）脊椎矯正

◇**病源部位**：患部、脊椎

◇**延伸部位**：丹田

◇**具體重點**：

1. 脊椎是生命的起源，人類形成最先出現的就是脊椎，其次才是心臟及頭。因此稱「脊椎不正是萬病之源」亦不為過。脊椎的問題，除了使用靈氣養護之外，日常生活中也一定要注意保持正確姿勢。

2. 若是脊椎彎曲不正，如左右彎曲以孩童或成年人較多、前後彎曲則以老人較多。因為會影響到內臟而會產生許多疾病，所以不可輕易忽視。

3. 年紀越小者則所需治癒時間越短，隨著年紀增長，則會需要更多時間與耐心。直接施作靈氣於脊柱彎曲處，將會協助逐漸恢復正常。

4. 施作方式可以使用目測或觸感去找出彎曲之處，接著使用中三指（但切記勿過度用力）輕放於該處施作靈氣即可，若是感知到該部位有些許的震動，則就有可能慢慢獲得改善。

5. 有關建議施作靈氣時間，若尚屬年紀較輕與輕症則「每日一至二次以上、每次三十至六十分鐘、連續施作數週或直至狀況消失」。若是長期性問題則建議加至「每日二次以上、每次九十至一百二十分鐘、每週施作四至五天、連續數週或數月以上、或直至狀況改善•消失」。

（二十四）自我靈氣

◇病源部位：頭部（前額或後頭部）胸腺、肝臟、腎臟

◇延伸部位：胃腸、鼠蹊部

◇具體重點：

1. 一般來說現代人常出現的，如過度飲食或飲酒、睡眠不足、過勞、白天容易打瞌睡、很難入睡等狀況，在經驗上都可以感覺到當事人的「全身僵硬化、肝腎呈現疲勞狀態、前額一直處於緊張狀態」等等的重要指標。

2. 因此建議可以每日找出一段時間，進行自我靈氣於上述部位以預防或養護身心健康。若能每日持之以恆，並且配合基本生活的習慣調整，便能夠容易預防疾病，即使一時出現身體不適狀況，也可以快速恢復元氣。

3. 有關建議施作靈氣時間，「每日一至二次以上、每次三十至四十分鐘」，連續施作大約三至四個月後，就會發現自身的活力穩定、心情平和、抗壓性較佳，身心全般都處於高能量的狀態。

二、日常應症祕鍵

一般日常生活中常見之症狀或病名彙整。為求容易閱讀而歸納成「人體上部、人體中部、人體下部、一般對症」四個類型。

（一）人體上部之對症施作部位

頭、腦、中耳、眼、齒、鼻、扁桃腺、咽喉、肩膀、氣管、呼吸相關等。

（1）流行性感冒

◇病源部位：頭頂、後頭部、肺臟（前胸與後背）、肝臟、胃腸、腎臟

◇延伸部位：鼻、咽喉

◇具體重點：

1. 感冒是風邪侵襲人體所致的最常見疾病，特別是於季節轉換時容易發生，主要原因還是由於身體虛弱或免疫力低落時，人體無法抵禦外在改變，因此邪氣趁虛由皮毛、口鼻等而入，而引起許多症狀。

2. 常見的症狀如，畏寒或酸痛無力、鼻塞噴嚏、頭痛微熱、腹痛腹瀉等等。若是要調整身體全部狀況時，首先要提升自癒療能與賦予身體活力，所以建議從頭部開始施作靈氣。若是身體已經出現發熱現象，施作靈氣於頭部，亦可協助降熱。

3. 為了加強新陳代謝，可多加強肝臟和腎臟。還可以加做「全身或半身血液交換法」，均會有助於氣血活絡與新陳代謝。

4. 感冒時最重要的就是「盡快早期」施作靈氣，防止病毒在體內繼續增殖。若是發作當日即盡快施作靈氣後，幾乎隔天一些令人不適的症狀，都會緩解七八成以上。

5. 為他人施作靈氣於頭部時，可以一手平放額頭，另一手平放後頭部。或是雙手同時平放於後頭部。若是輕微感冒則在施作靈氣九十至一百二十分鐘後、或當天晚上睡覺期間，有可能便會開始發汗。

6. 有關建議施作靈氣時間，若尚屬短期與輕症則「每日一至二次以上、每次三十至六十分鐘、連續施作四至五日、或直至狀況改善・消失」。若是反覆感冒未見好轉、或已經形成長期性與重度性時，則建議加至「每日二次以上、每次九十至一百二十分鐘、每週施作三至四天、連續施作一至二週以上、或直至狀況改善・消失」。

（2）慢性疲勞

◇**病源部位**：額頭、頭頂

◇**具體重點**：頸椎、肩膀

1. 因為工作過度或體力衰退，而覺得身體非常疲勞、或沒有氣力時，很多時候根本的原因是來自於神經衰弱。因此多對頭部施作靈氣，身體也會自然增強活力而舒暢開來。

2. 為他人施作靈氣時，可一手平放頸椎，另一手平放額頭。或是一手平放頭頂，另一手平放額頭。

3. 有關建議施作靈氣時間，若尚屬短期與輕症則「每日一至二次以上、每次三十至六十分鐘、每週施作二至三日或直至狀況消失」。若是長期性問題則建議加至「每日二次以上、每次九十至一百二十分鐘、每週施作四至五天、連續施作三週以上、或直至狀況改善・消失」。

（3）肩頸痠痛

◇**病源部位**：雙肩、頸部兩側、後頸部

◇**延伸部位**：頭部

◇**具體重點**：

1. 現代人最常見的症狀之一，但是當我們對肩膀揉搓或進行一些運動之後，很常在一定的時間過後，不適症狀又恢復跟從前一樣。肩膀不適症狀（酸痛等）的產生，很多跟體內的血流或氣流不佳有關，有些人甚至會疼痛至脖子處。

2. 為他人施作靈氣時，可單手或雙手平置於肩膀疼痛處。若是當事人感到脖子也會疼痛，則

可加上「一手放置於脖子，另一手放置於額頭」的作法。

3. 兩肩需均衡進行同樣的時間較佳。

4. 有關建議施作靈氣時間，若尚屬短期與輕症則「每日一至二次以上、每次三十至六十分鐘、每週施作二至三日或直至狀況消失」。若是長期性問題則建議加至「每日二次以上、每次九十至一百二十分鐘、每週施作四至五天、連續施作二週以上、或直至狀況改善·消失」。

（4）落枕

◇**病源部位**：頸部兩側、後頸部、上背部、肩膀

◇**延伸部位**：頭部

◇**具體重點**：

1. 是指頸部疼痛而使活動受限的一種症狀。多由睡眠時體位不佳、枕頭不合適、頸部扭傷等，而引起頸部氣血不合所致。有時疼痛也會從頸部延伸至肩膀或上背部。

2. 有關建議施作靈氣時間，若尚屬短期與輕症則「每日一至二次以上、每次三十至六十分鐘、每日施作或直至狀況消失」。

（5）神經衰弱、神經質、歇斯底里

◇病源部位：頭部（左右頭角、後頭部）、眼睛、心臟、胃腸、頸部

◇延伸部位：耳、鼻、兩肩、肩胛骨、生殖器。

◇具體重點：

1. 神經衰弱或歇斯底里是常見於現代人的症狀之一，通常可能起因於精神壓力、身心過勞、熬夜等生活不規律，而導致容易感到疲乏感或常有情緒煩躁、負面情緒等，還常常會伴隨著頭痛、頭暈、睡眠不佳、思考力或記憶力減退、或身體懨懨無生氣等狀態。除了針對上述病源部位，施作靈氣直至病源反應消失之外，還可以加做「全身或半身血液交換法」，均會有助於氣血活絡與新陳代謝。

2. 但建議平日還是要避免身心過度勞累、生活要保持規律正常為要。

3. 有關建議施作靈氣時間，若尚屬短期與輕症則「每日一至二次以上、每次三十至六十分鐘、每日施作或直至狀況消失」。若是長期性問題則建議加至「每日二次以上、每次九十至一百二十分鐘、每週施作三至四天、連續施作四至八週以上、或直至狀況改善・消失」。

（6）高血壓

◇**病源部位**：頭部、心臟、胃腸、腎臟

◇**延伸部位**：頸部

◇**具體重點**：

1. 高血壓對於人體有一定的危險性，因此在日常生活中就要多加注意預防。
2. 有關施作靈氣時間，儘早施作大量時間，則將對復原效果協助更大，建議「每日多次以上、每次九十至一百二十分鐘、每日施作直至狀況改善・消失」。

（7）腦溢血、腦中風

◇**病源部位**：頭部（特別是溢血那一側）、心臟、胃腸、腎臟

◇**延伸部位**：癱瘓部位、舌根、頸部

◇**具體重點**：

1. 腦溢血（腦中風、腦出血）發作時，容易引發半身不遂，這是因為溢血是發生於腦的半球內（左半球或右半球）之緣故。因此腦半球的另一邊之手腳就會產生不遂。
2. 當身體右半邊不遂時，則要對頭部的左半邊多施作靈氣。當身體左半邊不遂時，則要對頭

部的右半邊多施作靈氣。另外還需加強腎臟。

3. 若是舌頭出現僵硬障礙，則可從外部對舌根施作靈氣。

4. 人在腦出血時，剛開始有可能不會感受到頭痛，但是在經過數次的施作後，便會開始感受到疼痛。這是因為出血部分的腦細胞，因為受到靈氣活化，而開始恢復細胞生命力，就會自動想要排除內部的雜質，因此會在施作靈氣之後的不久，反而開始感受到疼痛出現。但隨著多次施作靈氣後，雖然過程可能伴隨著著疼痛，但內部的出血會開始緩減，因此麻痺狀況開始改善、血液循環及手腳神經也會開始恢復，而日漸獲得改善。

5. 有關施作靈氣時間，儘早施作大量時間，將會對復原效果協助更大，建議「每日多次以上、每次九十至一百二十分鐘、每日施作直至狀況改善•消失」。

（8）腦震盪

◇**病源部位**：頭部、頸部

◇**延伸部位**：外傷部位

◇**具體重點**：

1. 在就醫途中等，意識尚未清醒前，盡量勿碰觸頭部。

2. 等待意識恢復後，再以輕柔的力道或遠距法，輕輕施作靈氣為佳。若發現其他撞傷或外傷部位，再加強施作靈氣於該處。
3. 有關施作靈氣時間，儘早施作大量時間會對復原效果協助更大。在恢復意識後會建議「每日多次以上、每次九十至一百二十分鐘、每日施作直至狀況改善‧消失」。

（9）結膜炎、角膜炎

◇**病源部位**：眼睛、前額、頸部
◇**延伸部位**：肝臟、胃腸
◇**具體重點**：
1. 盡快早期施作靈氣，隨著施作靈氣次數增多，則恢復狀況會越快越好。
2. 眼睛充血時可加作丹田治療。
3. 有關建議施作靈氣時間，若尚屬輕急症則「每日二至三次以上、約進行五至七天以上、或直至狀況改善‧消失」。大約一至三週內，大多可以恢復正常。

（10）近視眼

◇病源部位：眼瞼、眼球、頸部、肝臟

◇延伸部位：腎臟

◇具體重點：

1. 可請患者閉上眼睛，施作者將手指頭輕放於眼瞼之上並輕按眼球。剛開始因為眼球會有些不習慣而不舒適，因此第一次先施作五至十分鐘即可，等待眼球漸漸習慣之後，再加長施作時間。
2. 近視程度較嚴重者，需要多些耐心，但隨著施作靈氣的次數增多，度數亦會看到慢慢下降。
3. 平日在長時間閱讀或觀看電腦、手機、書籍等之後，一定要給予眼睛休息的機會，或常找機會去眺望原野、天空、大海以保健眼睛功能。
4. 有關建議施作靈氣時間，若尚屬輕症則「每日一至二次以上、每次三十至六十分鐘、每週進行五至七天以上或直至狀況消失」。若是長期性問題則建議加至「每日二次以上、每次九十至一百二十分鐘、每週施作四至五天、連續施作四至八週以上、或直至狀況改善•消失」。

（11）針眼

◇病源部位：眼睛、眼瞼
◇延伸部位：肝臟
◇具體重點：

1. 盡快早期施作靈氣，隨著施作靈氣次數增多，則恢復狀況會越快越好。
2. 有關建議施作靈氣時間，若尚屬輕急症則「每日二至三次以上、約進行五至七天以上或直至狀況消失」。大約一至三週內，大多可以恢復正常。

（12）中耳炎

◇病源部位：後頭部、耳
◇延伸部位：腎臟
◇具體重點：

1. 盡快早期施作靈氣，隨著施作靈氣次數增多，則恢復狀況會越快越好。特別是發炎時，須盡快消除疼痛或腫脹。

2. 有關建議施作靈氣時間，若尚屬輕急症則「每日二至三次以上、約進行五至七天以上、或直至狀況消失」。大約一週內，大多可以恢復正常。

（13）耳下腺炎

◇**病源部位**：頸部、耳下

◇**延伸部位**：咽喉、氣管

◇**具體重點**：

1. 盡快早期施作靈氣，隨著施作靈氣次數增多，則恢復狀況會越快越好。特別是發炎時，須盡快消除疼痛或腫脹。
2. 有關建議施作靈氣時間，若尚屬輕急症則「每日二至三次以上、約進行五至七天以上、或直至狀況消失」。大約一週內，大多可以恢復正常。

（14）流鼻血

◇**病源部位**：頭部、鼻、頸部

◇**延伸部位**：脾臟

◇具體重點：

1. 有關建議施作靈氣時間，「多次施作、每次三十至六十分鐘或直至狀況消失。」狀況消失」。

(15) 打噴嚏

◇病源部位：鼻子

◇延伸部位：頭部（後頭部）

◇具體重點：

1. 有關建議施作靈氣時間，若尚屬輕急症則「每日二至三次以上、每次三十至六十分鐘、或直至狀況改善・消失」。

(16) 扁桃腺炎

◇病源部位：耳下至下顎處、頸部

◇延伸部位：腎臟

◇具體重點：

1. 有關建議施作靈氣時間，若尚屬輕急症則「每日二至三次以上、每次三十至六十分鐘、連續施作三至五天以上或直至狀況消失」。若是長期性問題則建議加至「每日二次以上、每次九十至一百二十分鐘、每日連續施作直至狀況改善・消失」。

(17) 氣管、支氣管炎

◇**病源部位**：頭部、胸部、腎臟

◇**延伸部位**：心臟、胃腸

◇**具體重點**：

1. 慢性支氣管炎是一種病因尚未完全明瞭的氣管疾病，原因可能很多（遺傳、過敏、病毒感染等），發病緩慢且輕重不一。最常見到的症狀就是長年不斷咳嗽，有時會緩解但有時卻又會加重。
2. 有關建議施作靈氣時間，若尚屬短期與輕症則「每日一至二次以上、每次三十至六十分鐘、每週進行二至三天以上或直至狀況消失」。若是長期性問題則建議加至「每日二次以上、每次九十至一百二十分鐘、每週施作四至五天、連續施作三週以上、或直至狀況改善・消失」。

（18）咳嗽，氣喘（急性、慢性）

◇病源部位：頭、鼻、咽喉、胸部、心臟、胃

◇延伸部位：肝臟、腎臟

◇具體重點：

1. 引起咳嗽的可能原因很多，除了「鼻、咽喉、氣管、肺」等之外，還有「食道、心臟、胃」等都有可能。
2. 因為咳嗽或氣喘會讓人的胸部非常不適，有的甚至會影響夜晚的睡眠。所以首要重點，就是盡快先舒緩由此而來的痛苦。
3. 當開始施作靈氣時，有時會感到更加疼痛，有時也會有打嗝出現，但之後就會慢慢舒緩，事實上這是出現好轉反應，因此勿過於擔憂。此症狀雖然需要耐心施作一段長時間，但是應繼續施作直到改善或根治。
4. 若為他人施作靈氣於肺部時，可將雙手掌前後包覆住當事人的肺部（雙手同時施作於正面與背面）。當急性發作且呼吸困難時，盡量讓當事人躺下後才施作靈氣。
5. 有關建議施作靈氣時間，若尚屬短期與輕症則「每日一次以上、每次三十至六十分鐘、每週進行五至七天以上或直至狀況消失」。若是長期性問題則建議加至「每日二次以上、每

次九十至一百二十分鐘、每週施作四至五天、連續施作四至八週以上、或直至狀況改善・消失」。

(19)甲狀腺腫、甲狀腺機能亢進

◇病源部位：頭部、眼精、咽喉（甲狀腺）、頸部

◇延伸部位：心臟、肝臟、腎臟、子宮、半身治療

◇具體重點：

1. 甲狀腺腫大時，會容易造成眼球突出、呼吸或吞嚥困難，亦有可能使心臟逐漸弱化。
2. 眼球突出時，可以針對後頸部施作靈氣、或從眼瞼上方輕輕按壓眼球施作靈氣，均可獲得改善或舒緩。
3. 有關建議施作靈氣時間，若尚屬短期與輕症則「每日一至二次以上、每次三十至六十分鐘、連續施作數週或直至狀況改善・消失」。若是長期性問題則建議加至「每日二次以上、每次九十至一百二十分鐘、每週施作四至五天、連續施作數週至數月以上或直至狀況改善・消失」。

（20）百日咳

◇**病源部位**：頭部、咽喉、胸部、心窩

◇**延伸部位**：胃腸、腎臟

◇**具體重點**：

1. 百日咳沒有流行季節，一年四季都可能發生，病患多半是五歲以下兒童，好發年齡主要在六個月以下嬰幼兒，其他年齡層病患大多症狀輕微。
2. 剛開始時要集中針對「頭部」施作，則效果就會比較顯著。
3. 有關建議施作靈氣時間，若尚屬於短期與輕症則「每日一至二次以上、每次三十至六十分鐘、連續施作數日或直至狀況消失」。若是長期性問題則建議加至「每日二次以上、每次九十至一百二十分鐘、每週施作四至五天、連續施作三週以上、或直至狀況改善・消失」。

（二）人體中部之對症施作部位

心、肺、肋膜、胃、腎、胰、腸、肝、膽相關等。

（21）動脈硬化

◇**病源部位：**頭部、心臟、腎臟

◇**延伸部位：**肝臟、脾臟

◇**具體重點：**

1. 動脈硬化相關的病症有很多（動脈瘤，心肌梗塞等），主要施作靈氣部位是心臟，亦務必每日施作靈氣。
2. 另外還可以加做「全身或半身血液交換法」，均會有助於氣血活絡與新陳代謝。
3. 有關建議施作靈氣時間，若尚屬短期與輕症則「每日一至二次、每次三十至六十分鐘、每週施作四至五日或直至狀況消失」。若是長期性問題則建議加至「每日二次以上、每次九十至一百二十分鐘、每週施作四至五天、連續施作三至四週以上、或直至狀況改善‧消失」。

（22）胸痛

◇**病源部位：**頭部、頸部、肩膀、胸部

◇**延伸部位：**下腹部、肝臟、腎臟

◇具體重點：

1. 胸痛的原因很多，有時會伴隨著，如咳嗽、胸悶、呼吸困難、惡寒、發熱等症狀。

2. 有關建議施作靈氣時間，若尚屬短期與輕症則「每日一至二次、每次三十至六十分鐘、每週施作四至五日或直至狀況消失」。若是長期性問題則建議加至「每日二次以上、每次九十至一百二十分鐘、每週施作四至五天、連續施作三至四週以上、或直至狀況改善·消失」。

（23）胃酸過多

◇**病源部位**：胃、後頭部

◇**延伸部位**：頸部

◇**具體重點**：

1. 主要是因為飲食習慣所引起。

2. 有關建議施作靈氣時間，若尚屬短期與輕症則「每日一至二次、每次三十至六十分鐘、每週施作二至三日或直至狀況消失」。若是長期性問題則建議加至「每日二次以上、每次九十至一百二十分鐘、每週施作四至五天、連續施作一至二週以上、或直至狀況改善·消失」。

（24）消化不良

◇病源部位：脾臟、胃腸

◇延伸部位：頭部、胸腺、肝臟

◇具體重點：

1. 主要原因可能是由於飲食習慣、情緒不佳、緊張壓力等等都有可能，因為常會出現不適感，有時也會導致晚上不易安睡。
2. 有關建議施作靈氣時間，若尚屬短期與輕症則「每日一至二次、每次三十至六十分鐘、每週施作四至五日或直至狀況消失」。若是長期性問題則建議加至「每日二次以上、每次九十至一百二十分鐘、每週施作四至五天、連續施作三至四週以上、或直至狀況改善•消失」。

（25）腰痛、腰扭傷

◇病源部位：下腹部，腰部、腎臟

◇延伸部位：頸筋、兩肩

◇具體重點：

1. 腰痛時都會跟腰椎產生關係，因為疼痛大多來自腰椎本身或周圍的神經、肌肉。比較嚴重時，疼痛感還會擴張至背部全體。
2. 可以先用雙手同時放於「腰部」以紓緩疼痛。若為他人施作靈氣時，可一手置放於「下腹部」的位置，另一手則置放於後背相對應的位置，呈現前後將身體包覆住的手法，可快速促使身體紓緩疼痛。
3. 有時腰痛會影響上半身（背部、腰部）而容易造成全身不舒服，因此可以加強施作於上半身重點部位的「頸部、兩肩、背的兩側、腰部、腎臟」，應該可以獲得全體改善。
4. 有關建議施作靈氣時間，若尚屬短期與輕症則「每日二至三次以上、每次三十至六十分鐘、連續施作四至五日或直至狀況消失」。若是長期性問題則建議加至「每日二次以上、每次九十至一百二十分鐘、每週施作四至五天、連續施作三至四週以上、或直至狀況改善．消失」。

（三）人體下部之對症施作部位

四肢、婦科、膀胱、脫肛、便祕、痔

(26)婦科

◇**病源部位**：頭部、胃腸、子宮、卵巢

◇**延伸部位**：心臟、腎臟、薦骨

◇**具體重點**：

1. 婦科的許多病症都是與子宮、卵巢有關（如經痛、月經閉止、子宮諸問題、發炎等）。
2. 女性嚴重的經痛問題，等到開始痛時才施作靈氣的話，則效用會較差，應該盡量從月經來前五日至十日左右開始，便針對下腹部施作靈氣。大約持續進行數月，即可獲得極大的改善。
3. 婦女出現更年期障礙者，可加強子宮、卵巢。因為當更年期前後，子宮、卵巢開始較為無用時，則身體對它的營養補給便會開始減少，就成為身體較弱的部分。
4. 當子宮、卵巢內的雜質累積過多時，有時就會移行到腦膜的痛覺神經而易發生頭痛；或移行至心臟而易發生動悸；或移行至腳而易發生神經痛；或移行到大腸而易發生便祕等。因此「頭部、心臟、胃腸」亦是加強重點。
5. 一般來說，從身體前方施作時，最好也同時針對身體後方施作。因此針對子宮施作靈氣時，雖然是子宮位於身體前方，但也要同時針對背部子宮的相對位置施作靈氣。

6. 有關建議施作靈氣時間，若尚屬短期與輕症則「每日一至二次以上、每次三十至六十分鐘、連續施作數日或直至狀況消失」。若是長期性問題則建議加至「每日二次以上、每次九十至一百二十分鐘、每週施作四至五天、連續施作三週以上、或直至狀況改善．消失」。

（27）懷孕相關

◇病源部位：頭部、子宮、下腹部、薦骨

◇延伸部位：心臟、胃腸、腎臟

◇具體重點：

1. 產前產後均適用。產前多施作靈氣的話，可以減緩如孕吐等的諸多不適，亦有助胎兒發育良好。生產過程也會較為順暢快速。並可讓產後子宮的收縮狀態佳，母親與嬰孩都會健康開朗。
2. 懷孕期間，可加強「薦骨、子宮」，則分娩時會較為輕鬆。從前面施作子宮時，亦可同時針對背部子宮的相對位置施作靈氣。
3. 若有孕吐時，則可以加強「頭部、子宮、胃腸、腎臟等」部位。

4. 若有子宮外孕時，則可加強「頭部、子宮、疼痛部位」。

5. 胎兒不正、生產過程困難時，都可加強「子宮」。

6. 產後三至四日是黃金時期，因此建議大量施作靈氣，則會恢復快速且子宮收縮只需三、四日。

7. 胎兒不幸在腹中死亡時，在加強子宮後，大約於當日或隔日胎兒就會自然排出。

8. 有關建議施作靈氣時間，建議懷孕期間「每日至少一至二次以上、每次三十至六十分鐘」。若是有上述特別的問題時，則建議加至「每日一至二次以上、每次九十至一百二十分鐘、持續每日施作、或直至狀況改善•消失」。

(28) 痔

◇病源部位：患部

◇延伸部位：胃腸

◇具體重點：

1. 痔瘡是一種十分常見的病症，雖然不是嚴重病症，但會給人帶來生活不便。此症使用其他醫療方法似乎不易治癒，但若是運用靈氣則大多可以較快恢復正常，但切記在施作期間，盡量避免攝取酒精與刺激食物。通常在施作期間中會從內部開始變好，然後才會緩慢地擴展到外部，因此需要有些耐心。

2. 有關建議施作靈氣時間，若尚屬短期與輕症則「每日一至二次以上、每次三十至六十分鐘、連續施作二至四週或直至狀況消失」。若是長期性問題則建議加至「每日二次以上、每次九十至一百二十分鐘、每週施作四至五天、連續施作三至四週以上、或直至狀況改善・消失」。

(29）畏寒，手腳冰冷

◇**病源部位**：下腹部（丹田）、腰部、腎臟、鼠蹊部

◇**延伸部位**：肩膀

◇**具體重點**：

1. 手腳冰冷是指人體出現的手足不溫或冰冷現象。許多女性都會有畏寒或手腳冰冷或貧血等，是屬於血液循環不佳所產生的症狀。很多時候最根本的原因是在下腹部。

2. 當原因來自於身體內部時（低血壓、低血糖、壓力大等），則可先對下腹部或腰部先施作三十至六十分鐘，讓血液循環便開始活躍。

3. 當原因來自外部時，若是由於必須長期身處寒冷、潮濕之居所或環境，則需要更加注重保暖，且需多強化肝臟與腎臟，避免引發或罹患其他系統的疾病。

4. 另外還可以加做「全身或半身血液交換法」，均會有助於氣血活絡與新陳代謝。

5. 為他人施作靈氣時，使用兩手同時放於身體前後的下腹部位置，可快速促使身體溫熱。

6. 有關建議施作靈氣時間，若尚屬短期與輕症則「每日一至二次以上、每次三十至六十分鐘、每週施作四至五日或直至狀況消失」。若是長期性問題則建議加至「每日二次以上、每次九十至一百二十分鐘、每週施作四至五天、連續施作三至四週以上、或直至狀況改善・消失」。

（四）一般對症之施作部位

神經痛、脊髓病、痛風、關節炎、糖尿病、燒燙傷、外傷、止血相關等。

（30）神經痛（麻痺）、風濕

◇**病源部位**：頭部（特別是後頭部）、患部、腎臟、脊椎

◇**延伸部位**：心臟、胃腸（通便）、薦骨、子宮與卵巢（女性）。

◇具體重點：

1. 當開始施作靈氣時，有時會讓患部更加感到疼痛，但事實上這是逐漸變好的好轉反應之顯現，因此勿過於擔憂，只需多些耐心，施作較長時間便會緩解疼痛（約三十至六十分鐘左右）。另也應多保持通便，若有便祕時可加強胃腸及薦骨，會有助於改善。

2. 若身體會出現微微發熱現象，則可使用退熱法。

3. 有關施作靈氣時間，儘早施作大量時間，則將對復原效果協助更大，建議「每日多次以上、每次九十至一百二十分鐘、每日施作直至狀況改善・消失」。

(31) 失眠、乏力

◇**病源部位：**頭部（特別是後頭部）、眼睛、心臟、胃腸

◇**延伸部位：**胸腺、丹田

◇**具體重點：**

1. 失眠有些是短期數日便可好轉，有些則會高於數日而變成長期現象。失眠會引起人的身體疲勞、內心不安、無精打采、反應遲鈍、記憶與集中力低落等，嚴重的還會導致憂鬱等，因此不可輕忽。

2. 有關施作靈氣時間，儘早施作大量時間，則將對恢復正常睡眠協助更大。若尚屬短期與輕症則「每日一次以上、每次三十至六十分鐘、每週施作四至五天或直至狀況消失」。若是長期性問題則建議「每日多次以上、每次九十至一百二十分鐘、每日施作直至狀況改善・消失」。

（32）脊髓病

◇**病源部位**：頭部、脊椎

◇**延伸部位**：腎臟

◇**具體重點**：

1. 需要付出時間與耐心的病症。除了針對上述部位施作靈氣外，還可以加做「全身或半身血液交換法」，均會有助於氣血活絡與新陳代謝。
2. 有關施作靈氣時間，儘早施作大量時間則將對復原效果協助更大，建議「每日多次以上、每次九十至一百二十分鐘、每週施作四至五天、直至狀況改善・消失」。

（33）壞血病

◇**病源部位**：頭部、心臟、肝臟、胃腸、腎臟

◇**延伸部位**：脊椎、丹田治療

◇**具體重點**：

1. 除了針對上述部位，施作靈氣之外，還可以加做「全身或半身血液交換法」，均會有助於氣血活絡與新陳代謝。
2. 有關施作靈氣時間，儘早施作大量時間，則將對復原效果協助更大，建議「每日多次以上、每次九十至一百二十分鐘、每週施作四至五天、或直至狀況改善‧消失」。

（34）更年期障礙

◇**病源部位**：頭部（頭頂／前額）、下腹部

◇**延伸部位**：薦骨

◇**具體重點**：

1. 最常出現的一般症狀如，身體發冷，盜汗，全身無力等等。此時最可以加強的重點是神經系統、下腹部。若為他人施作靈氣於以上部位時，可一手置放於「頭頂」，另一手則放於

「前額」的位置。針對下腹部可用雙手前後將身體包覆住的手法。

2. 除了針對上述部位，施作靈氣之外，還可以加做「全身或半身血液交換法」，均會有助於氣血活絡與新陳代謝。

3. 有關建議施作靈氣時間，「每日一至二次以上、每次九十至一百二十分鐘、每週施作三至五天、連續施作四至六週以上、或直至狀況改善・消失」。

(35) 糖尿病

◇病源部位：頭部、心臟、肝臟、胰臟、胃、腸、腎臟

◇延伸部位：脊椎、膀胱、半身治療

◇具體重點：

1. 現代人最常見的慢性疾病，是一種代謝障礙性疾病。在施作靈氣之際，同時也要注意飲食控制與運動保健。

2. 除了針對上述部位，施作靈氣之外，還可以加做「全身或半身血液交換法」，均會有助於氣血活絡與新陳代謝。

3. 若為他人施作靈氣時，可一手置放於「胰臟」，另一手則放於「相對應的背部後方」位

置，是一種用雙手前後將患部包覆住的手法。此疾病常會帶來許多身體不適，因此盡量增多施作靈氣的時間，都可緩和諸多日常不適。

4. 有關建議施作靈氣時間，此病症需要長期耐心，因此建議盡量「每日一至二次以上、每次六十至九十分鐘。」若是有時感到全身較為衰弱時，則可加至「每日二至三次、每次六十至九十分鐘、每週施作四至五天、或直至狀況改善・消失」。

（36）便祕

◇病源部位：腸

◇**延伸部位**：脾臟、腎臟、丹田

◇具體重點：

1. 人的排便大約是二十四至四十八小時，便會排便一至二次。若是已經超過三日至數週未排便，則就稱為習慣性便祕。有時還會出現腹脹、腹痛等症狀。
2. 主要施作靈氣的部位是「下腹部」，若為他人施作靈氣時，可一手置放於「下腹部」的位置，另一手則置放於「相對應的背部後方」位置，用雙手前後將身體包覆住的手法。
3. 有關建議施作靈氣時間，若尚屬短期與輕症則「每日一至二次以上、每次三十至六十分

鐘、連續施作數日或直至狀況消失」。若是長期性問題則建議加至「每日二次以上、每次九十至一百二十分鐘、連續施作數日、直至狀況改善・消失」。

(37)電腦症候群

◇**病源部位**：頭部、眼睛、頸部、雙肩、肩胛骨

◇**延伸部位**：手肘

◇**具體重點**：

1. 電腦症候群是近年來常出現的現代人症狀之一。因為現代上班族或學生們幾乎都會久坐電腦前，加上又缺乏運動或時常熬夜，因此常常會有失眠、耳鳴、視力退化、腰酸背痛、噁心、多夢等症狀出現。若是出現因電腦引起的上述症狀，有時暫時多加休息就會獲得改善。但是若放任長期不理，則久而久之便容易引發身體各部位的劇烈不適或疼痛。
2. 因為體內五臟六腑的神氣全部都會聚集在眼睛上，因此長時間盯著電腦看就容易大量消耗能量。所以建議使用電腦一小時後，就需讓眼睛休息或活動身體五至十分鐘。此時可用雙手輕輕覆蓋於雙眼之上，將有助於舒緩眼睛的疲勞。
3. 另外平日可多作「全身或半身血液交換法」，均會有助於氣血活絡與新陳代謝。

4. 有關建議施作靈氣時間，若尚屬短期與輕症則「每日一次以上、每次三十至六十分鐘、連續施作四至五日或直至狀況消失」。若是長期性問題則建議加至「每日二次以上、每次九十至一百二十分鐘、每週施作四至五天、連續施作三至四週以上、或直至狀況改善‧消失」。

（38）書寫痙攣

◇**病源部位**：頭，肘、拇指、脊椎、肩膀

◇**延伸部位**：肝臟、胃腸、腎臟

◇**具體重點**：

1. 近年來常出現的現代人症狀之一。
2. 有關建議施作靈氣時間，若尚屬短期與輕症則「每日一至二次以上、每次三十至六十分鐘、連續施作數日或直至狀況消失」。若是長期性問題則建議加至「每日二次以上、每次九十至一百二十分鐘、每週施作四至五天、連續施作二至三週以上、或直至狀況改善‧消失」。

（39）鵝口瘡

◇病源部位：口、舌、食道、腳底（足弓）

◇延伸部位：心臟、肝臟、胃腸、腎臟

◇具體重點：

1. 孩童常見疾病，口中容易變白。若要治癒舌則需要加強「腳弓」。

2. 有關建議施作靈氣時間，若尚屬短期與輕症則「每日一至二次以上、每次三十至六十分鐘、連續施作數日、或直至狀況消失」。若是長期性問題則建議加至「每日二次以上、每次九十至一百二十分鐘、每週施作四至五天、連續施作三週以上、或直至狀況改善・消失」。

（40）貧血

◇病源部位：頭、心臟、胃腸、腎臟。

◇延伸部位：脊椎、肝臟

◇具體重點：

1. 貧血是一種很普遍的生理現象，但卻很容易被忽略。貧血容易造成嗜睡、食慾不振、頭暈目眩、氣喘、心悸等症狀。這是因為血液太過稀薄時，氧氣或醣類等養分，便無法被充分被分發到身體的各處（尤其是腦部）所致。

2. 除了針對上述部位，施作靈氣之外，還可以加做「全身或半身血液交換法」，均會有助於氣血活絡與新陳代謝。

3. 有關建議施作靈氣時間，貧血大多屬中長期問題，所以建議「每日一次以上、每次三十至六十分鐘、每週施作四至五天直至狀況改善‧消失」。

(41) 肥胖

◇**病源部位**：心臟、胃腸、腎臟

◇**延伸部位**：頭、脊椎、肝臟、胰臟

◇**具體重點**：

1. 因過量脂肪儲存而使體重超過正常之營養過剩性狀態，稱為肥胖。原因可能與心理因素、遺傳、缺乏運動等等都有關。常會伴隨著心肺功能不佳、高血壓、頭痛心悸等現象。

2. 除了針對上述部位，施作靈氣之外，還可以加做「全身或半身血液交換法」，均會有助於氣血活絡與新陳代謝。

3. 有關建議施作靈氣時間，肥胖大多屬中長期問題，所以建議「每日一次以上、每次三十至六十分鐘、每週施作三至四天直至狀況改善・消失」。若是長期交錯著許多生理與心理問題而較為嚴重時，則建議加至「每日二次以上、每次九十至一百二十分鐘、每週施作四至五天直至狀況改善・消失」。

(42) 暈車、暈船

◇病源部位：頭、胃腸

◇延伸部位：肝臟

◇具體重點：

1. 搭車或坐船、搭飛機時，有時會引起頭暈、冒冷汗、惡心嘔吐等症狀稱為暈車或暈船。會暈是因為平時大腦大多是藉由視覺和各種感官，來確認身體的空間與方向。因為在動態的交通工具上，由於速度改變、擺動或旋轉，致使大腦與感官之間發生衝突而致。
2. 除了針對上述部位，施作靈氣之外，還可以加做「全身或半身血液交換法」，均會有助於氣血活絡與新陳代謝。
3. 有關建議施作靈氣時間，建議出發前數日或數小時前，「多次多日進行，每次三十至六十分鐘」以減少或消除暈車或暈船症狀。

(43)濕疹、皮膚發疹

◇病源部位：患部（最嚴重處先做）、胃腸、腎臟

◇延伸部位：肝臟、丹田治療

◇具體重點：

1. 常會出現難忍的紅腫癢症狀，除了針對上述部位，施作靈氣之外，還可以加做「全身或半身血液交換法」及「丹田治療」，均會有助於改善。
2. 有關建議施作靈氣時間，若尚屬短期與輕症則建議「每日一次以上、每次三十至六十分鐘、每週施作四至五天或直至狀況消失」。若是長期性問題則建議加至「每日二次以上、每次九十至一百二十分鐘、每週施作四至五天、連續施作四至六週以上、或直至狀況改善・消失」。

(44)打嗝

◇病源部位：橫隔膜、胃腸

◇延伸部位：頭部、肝臟、腎臟

◇具體重點：

1. 打嗝因為是屬於橫隔膜產生痙攣，因此針對胃部施作靈氣即可獲得改善。

2. 一般健康者，針對胃及背部相對於橫隔膜處（肝臟後方），施作靈氣，大多可止住。重病或多病者，則需要多些時間（三十分鐘至一小時以上，甚至二小時）。

3. 建議盡快施作靈氣，大約「十五至二十分鐘之內」應可改善。若未達效果則應持續延長時間繼續施作。

（45）小孩夜啼

◇病源部位：頭部、胃腸

◇延伸部位：鼻

◇具體重點：

1. 若是小孩每夜連續啼哭、或時常磨牙，則可能病源位於「頭部」。但若是偶爾夜晚啼哭，則病源可能是位於「胃腸」。若是打呼則可針對「頭部、鼻」。

2. 有關建議施作靈氣時間，若尚屬短期與輕症則「每日一至二次以上、每次三十至六十分

鐘、連續施作數日、或直至狀況改善・消失」。

（46）切割傷、燒燙傷、凍傷

◇病源部位：患部

◇延伸部位：腎臟

◇具體重點：

1. 此類物理性傷勢，都有越快早期施作，則改善或痊癒速度越佳的特性。當傷口或傷勢嚴重時，則要先盡快前往就醫處理。之後越快施作靈氣，則復原狀況就會越佳，並不留疤痕。

2. 一般來說，在剛剛受傷時，會有劇烈的疼痛或灼燒感，於此時施作靈氣，通常會感受到極為劇烈的病源反應，且在短時間內會覺得疼痛或灼燒感增加（傷口越大越是劇烈），但是在施作約二至三小時後，則會開始感受到疼痛度大幅下降。隔天或兩天後左右，就會發現傷口疼痛度幾乎消失，只需等待傷口結痂復原即可。

3. 外傷之傷口容易發生劇烈的疼痛或不適感，因此初期施作靈氣時，可以先距離患部一兩公分的距離，等待疼痛感逐漸緩和或消失後，再將手輕觸於患部之上。

4. 患部若是切割傷時，則會有出血狀況，須先止血後再施作靈氣。因此在前往醫院途中、或尚未獲得醫療處置前，可以先使用手掌或指頭輕壓，等待止血後再施作靈氣，則很快就可緩和疼痛。有時視情況需要，可以搭配遠距法使用。

5. 患部若是火傷時，則應盡量避免碰觸到患部，建議用隔空手法施作，但在醫療處置後，則依然需要繼續耐心施作，如此一來便會加速痊癒。

6. 患部若是凍傷時，可以直接將手放置於患部，凍傷後越快施作則越快復原，大約施作二至三次（每次六十至九十分鐘）後即可痊癒。

7. 此類型外傷，都會建議盡快施作靈氣，大約施作「九十至一百二十分鐘」後，便可以使傷口疼痛度減輕許多，若未達效果時，則要延長時間繼續施作。

8. 為了要預防之後傷口惡化、發炎、或留下疤痕不易消退，所以會建議在傷後每日盡量持續施作於患部至少「三十分鐘至六十分鐘」，直至傷口完全痊癒。

（47）食物不新鮮

◇**病源部位**：頭部、胃

◇**延伸部位**：丹田治療

◇**具體重點**：

1. 當吃到不新鮮的食物，而引起的身體不適狀況出現時，只要儘早施作，則很快就可以回到正常狀態。但隨著拖延的時間越久，則需要更長的時間才會出現效果。
2. 有關建議施作靈氣時間，當下發生時盡快把握時間施作「三十至六十分鐘或直至狀況改善・消失」。

（48）脫臼

◇**病源部位**：患部

◇**延伸部位**：患部周圍

◇**具體重點**：

1. 此類物理性傷勢，都有越快早期施作，則改善或痊癒速度越佳的特性。
2. 直接針對脫臼部位施作靈氣，便能協助逐漸恢復到正常狀態。
3. 有關建議施作靈氣時間，若尚屬短期與輕症則「每日一至二次以上、每次三十至六十分鐘、連續施作數日或直至狀況消失」。

（49）骨折

◇病源部位：患部

◇延伸部位：患部周圍

◇具體重點：

1. 此類物理性傷勢，都有越快早期施作，則改善或痊癒速度越佳的特性。
2. 前往接骨診所等接骨之後，接著直接針對骨折之患部（從固定綳帶之上來做）施作靈氣，便能協助逐漸恢復到正常狀態。
3. 有關建議施作靈氣時間，若尚屬短期與輕症則「每日一至二次以上、每次三十至六十分鐘、連續施作數日或直至狀況消失」。若是長期性問題則建議加至「每日二次以上、每次九十至一百二十分鐘、每週施作四至五天、連續施作三週以上、或直至狀況改善・消失」。

（50）瘀傷、扭傷

◇病源部位：患部

◇延伸部位：患部周圍

◇具體重點：

1. 發生瘀傷或扭傷後，盡快在最短時間內施作靈氣，幾乎一次即可出現效果而獲得改善。

2. 當天盡快施作的話，則大多當天就會治癒。如果延遲二至三日後才施作的話，若要完全治癒，就會需要更久的時間。

3. 有關建議施作靈氣時間，若當下發生時盡快「多次施作、每次六十至九十分鐘以上」則幾乎當天都可以獲得舒緩或治癒。但若是置之不理數日後，則就可能會需要加長施作時間，此時就建議「每日二次以上、每次九十至一百二十分鐘、連續施作一至二週以上、或直至狀況改善・消失」。

（51）暈倒、昏迷、掉落、觸電

◇病源部位：頭部、心臟

◇延伸部位：胃

◇具體重點：

1. 屬於緊急狀況須盡快送醫。等待意識恢復後，再視狀況選擇後續施作部位。

2. 若是觸電昏迷者，則讓當事人躺在地上，接著針對頭與心臟施作靈氣。

3. 若是服毒昏迷者，則針對胃部施作靈氣，以促使毒物自然吐出。
4. 當下發生時，可視實際狀況變化，再隨機應變決定施作程序、部位或時間。

（52）溺水

◇病源部位：頭部、心臟
◇延伸部位：其他受傷部位
◇具體重點：
1. 屬於緊急狀況須盡快送醫。等待意識恢復後，再視狀況選擇後續施作部位。
2. 溺水者須在吐水出來之後，再針對頭部及其他受傷部位施作靈氣。
3. 當下發生時，可視狀況再決定施作程序與施作時間。

（53）腳氣

◇病源部位：頭部、心臟、胃腸、腳（麻痺或水腫等不適處）
◇延伸部位：肝臟、腎臟、膀胱
◇具體重點：

1. 當出現腳氣病症時，會感覺到胃的部位變得稍硬，有時腳會產生腫脹、麻痺，或心悸症狀也會比較劇烈。
2. 有關建議施作靈氣時間，若尚屬短期與輕症則「每日一至二次以上、每次三十至六十分鐘、連續施作數日、或直至狀況改善・消失」。若是長期性問題則建議加至「每日二次以上、每次九十至一百二十分鐘、每週施作四至五天、連續施作三至四週以上、或直至狀況改善・消失」。

（54）刺（魚骨刺、雞骨刺）

◇病源部位：喉嚨（外部）

◇延伸部位：後頸部

◇具體重點：

1. 當誤吞魚骨刺或雞骨刺等，除盡快前往就醫外，在途中可先將手輕放於喉嚨外部，越快施作則效果越佳。有時在施作一段時間過後，會突然發生乾咳，此時可能就會將異物咳出。
2. 若身處醫療不便之處，建議盡快施作靈氣，大約施作「三十至六十分鐘」應可見到效果。若尚未改善，則應該延長時間繼續施作，直至獲得就醫或改善為止。

（55）舊傷

◇病源部位：患部

◇延伸部位：患部周圍

◇具體重點：

1. 身體經歷劇烈的撞傷或跌傷之後，雖然過一段時間後，疼痛感就會消失，但有可能當時因為當自癒療能不佳，因此導致有些尚待消化的瘀氣等，就會滯留或沈入肌肉、骨頭內（常見於手腳、肩膀），因此很容易讓人誤以為已經痊癒。
2. 特別是人的骨頭在遭受到撞擊後，據說生前或許不會感到該處特別不舒服，但是從死後被火化後的白骨來看，依舊留著撞擊過的痕跡，而會呈現較深的顏色。
3. 當進行一段較長時間的施作靈氣後，常會聽說五年、十年、甚至二十年以前的舊傷，由於靈氣進入身體而促使自癒療能開始活動旺盛，因此會再次讓舊傷的疼痛釋出，而帶來真正痊癒的機會。
4. 有關建議施作靈氣時間，若是在施作靈氣一段時間後，患者本人開始感覺到其他部位或舊傷隱隱作痛起來時，建議繼續再施作靈氣約三十分鐘至一小時左右，以利徹底療癒舊傷。但因為已經是累積多年的舊傷，所以建議還需再施作三至四次（每次約六十至九時分鐘左右）後，則就應該可以獲得根本的治癒。

（五）往生前

（1）壽命有限是自然的攝理

靈氣基本上並無特別使用禁忌，不論是正在進行任何治療方式或服用藥物，都可以併用無礙。這也是許多歐美國家，在許多西洋醫學已經無力的狀況下或於臨終照護時，會導入靈氣的原因之一。

事實上靈氣應該多加運用於尚未生病前或病症尚輕時，但是若在早期就導入靈氣的話，則醫師或醫院的地位，就會形同受到威脅侵犯，因此至今大多還都只停留在等待醫療宣布無效之後、患者面臨往生之前等的領域內使用。此時大多僅是用於緩和患者的身體疼痛，或平復不安或焦躁的心情等等。但從此處也可以體會到，當所有的救治方法都已經無用時，唯有靈氣還是能夠繼續有發揮的空間，並且可使用於臨死前的人與動物上。

我從現存的臼井靈氣療法學會的現任會員處得知，在會內對於臨終前的靈氣使用，是很常見的運用領域。臼井大師本身也說「唯有一項，即使是靈氣、醫藥、神佛祈禱也無法治癒的疾病，那就是壽命大限已到的時候。也就是說不論大人或小孩，人的壽命終有定數。這是自然攝理的一環，因此沒有辦法改變。但是如果已經是到了壽命大限時，則更應盡萬全之力，誠心且親切地為當事人施作靈氣直到最後一刻。如此一來，則即使是身懷病苦的人，亦能確實獲得和平安詳的往生。所以一定要努力施作靈氣到最後一刻。」

（2）施作靈氣至人生最後之例

以下列舉數個例子，說明即使在人生面臨最後一刻之時，依然能夠使用靈氣利益生命。

（例）有位母親，在被醫院宣告罹患胃癌之後，因為病情已經無法在醫院接受任何治療，所以便被告知僅能回家進行療養。但這位母親的兒子非常孝順，無論如何都希望自己的母親能夠安詳往生，因此就帶著母親前往當時的三根師範處（為臼井大師親選的二十位弟子之一，三根梅太郎），在施作靈氣約二週後，便和平地往生了。之後其子非常感謝。

（例）有位內部會員的男性家人（四十二歲），因為胃潰瘍而接受手術後，卻發現罹患胃癌。因此進行了五小時左右的癌症切除手術。之後就以靈氣療法作為日常照護之用，雖然在照護期間依然會時好時壞，但是約在一年後，便恢復了較佳的身體狀況，而可以回到工作崗位上。

之後再經過一年又再度住院，此期間中為了抵抗疾病，而接受了許多西醫的新藥或治療方法，但是因為一直不斷地使用靈氣療法進行照護，因此在往生時完全沒有任何苦痛出現，而安詳地往生了。

（例）有位內部男性會員已屆八十六歲，因為與會內其他師範們及會員們前往熱海旅行時，去程的時候身體已經出現些許不適，因此在回程中就有數位師範交替為他施作靈氣，等到回到東京時還能元氣地自行返家。在這之後還前往錢湯，進行日常沐浴才回家。回家之後便進入了深沉的昏睡狀態，最後在睡夢中安詳地往生了。

（例）曾經有實例記載，已經被醫院告知即將過世者，在施作靈氣一段時間後，當事人已經漸漸冰冷的雙腳慢慢地開始回溫，幾乎已經快要停掉的脈搏也開始慢慢回穩。兩天之後的某時間點，當事人突然自覺到自己的大限將至，於是便召集了家族所有人，鄭重地進行了人生最後的道別，之後便安靜似大海退潮般地安詳往生了。當事人往生後的臉上充滿了尊嚴並帶著幸福的微笑。這讓當事人的家族，超越了失去親人的悲痛，而打從心裡歡喜自己的家人能夠安詳與幸福地離開這個世界。

因此在臨終前施作靈氣，不但可以安定身體不適，亦能夠對心靈帶來平安。即使我們無法改變壽命的長度，但卻可以提升臨終時的平安與祥和。

（3）建議施作部位

當自己身邊的親友在醫學診斷下，被宣告生命只剩下極短的時日後，若是一味地悲傷或難過的話，其實對當事人並不會有任何幫助。

因此，建議先將起伏不定的心情先放到一旁，並為當事人施作靈氣於相關部位，以協助當事人緩減臨終前的身體疼痛或心靈的不安恐懼。以下是建議施作的重點部位：

・不適或疼痛部位、發病部位

為了減緩疾病所帶來的不適或疼痛感，可先針對當事人的「不適或疼痛部位、發病部位」施作靈氣。

・頭部、心臟、肝臟、胃腸

針對這幾處的重點部位施作靈氣，將會協助大量靈氣流入而能穩定當事人的身心狀況。或是針對患者身體有出現病源反應的部位，盡量施作靈氣直到病源反應改善或消失。

・頭部、雙手心、雙腳心

若是患者全身逐漸虛弱，離人生最後一刻漸近時，則可將施作重點置於「頭部、雙手心、雙腳心」等位置，將可協助緩和當事人身體或心靈上的不安。

因為靈魂正常脫離肉體的出口位於頭頂，所以為了避免太過劇烈的脫離而導致潰散或脫散，因此可以針對「頭頂」施作靈氣，將可以協助穩定此過程，也能協助患者感受到內心的安詳。此時除了可以針對「頭頂」施作外，亦可採用一手放在患者的額頭（高於眉毛處即可），另一手放至於患者的後頭部之手法。

當施作靈氣於當事人的「雙腳心、雙手心」時，靈氣施作者可以用自己的兩隻手包覆住當事人的腳心或手心，這樣的手法最能夠協助或促進靈氣進入當事人體內。

此時若是患者意識依然清醒，也可以多使用類似「我來幫你施作靈氣，你的身心狀況都會獲得舒緩」、「你不用太擔心或害怕，我都會一直在你身邊陪伴你」等關懷的語句，給予患者支持的力量。

三、核心祕鍵簡記

一般不為人知的核心祕鍵簡記。

（一）頭部治療

◇具體重點：與所有身心病症有關。

1. 與肚臍治療並列萬能的靈氣手法，建議可經常施作。
2. 靈氣具備安定神經系統的效用，因此會讓喜怒哀樂異常激動者頓時平靜或鎮定。靈氣有助增進血液循環及體內的氧化作用，因此有加速血液循環與提高體溫的效果，而間接能夠抑制發炎、排除病源、抵禦入侵的毒素。所以不論身體是何處不適，從頭開始施作是事半功倍的最佳效率手法。
3. 靈氣具備從頭開始流向身體各部位的特性，並且頭部與許多身心症狀均有相關。亦是靈氣最大的進出口之一，所以對此處施作靈氣時，靈氣會快速進入並自動流向身體各處或患部。並可以協助促進體內淨化、排毒功能。所以只要多針對頭部施作靈氣，不論病源反應大小，幾乎所有的病症都會連帶獲得改善。

4. 特別有神經質傾向、或心智承受壓力度低者，更應該加作「精神矯正法」、「念達法」，以協助穩定精神狀態。
5. 若是無特別訴求或時間允許，可以使用「頭部治療順序手法」，依序分配施作約四十至六十分鐘，則可以快速提升全身能量。

（二）肚臍治療

◇**具體重點**：與所有身心病症有關

1. 與頭部治療並列萬能的靈氣手法。
2. 肚臍是個可以感知許多內臟病源之重要處，若是發現肚臍周圍較為僵硬時，則有可能是內臟狀況不佳（如心臟、肺臟、肝臟、腎臟、脾臟、胰臟等），因此建議要多花些時間與耐心養護。
3. 此處與許多身體症狀都與心理或精神狀態均有相關，所以不論病源反應大小，幾乎所有的病症都會連帶獲得改善。

（三）丹田治療

◇具體重點：祛除體內老舊廢物或有毒物質，並促進新陳代謝，淨化血液與肌肉。

1. 丹田就是位於肚臍下方之處。
2. 丹田治療具備「解熱、祛毒」的作用，建議可經常施作。具體有三種做法。若是施作一次後，效果不太彰顯時，則可多進行二至三次。
3. 特別適用於肉食或藥物中毒、皮膚病、梅毒、肺結核、大量或長期使用藥物、注射後等等。任何病症都可以加作丹田治療。施作此法有時會因為疾病種類而有不同的好轉反應出現，但無須過度擔憂。當尿便大量排泄等的好轉反應出現後，身體就會變得比較爽快。

以下其他相關核心祕鍵，因為文字較難全面描述且篇幅有限。因此割愛詳細內容，將以另外的形式公開，於此僅簡介相關項目。

（四）鎮心法

◇具體重點：鎮靜神經並幫助睡眠

所有的疾病都必定與精神作用有關聯，特別是神經性疾病，最受精神作用的影響。此方法特別適用於神經過敏者、心悸、容易煩悶者。

（五）病源不明時

◇具體重點：無法找出特別明顯病源時使用。

可以針對較為嚴重或是沈痾較深的病源，促使自然而然地浮現上來。

（六）眼睛特殊手法

◇具體重點：眼腦相通。

當眼睛問題並非直接來自於眼睛時，而是有可能來自於精神壓力或腦部影響時，則可使用此手法。

（七）背脊治療

◇具體重點：療癒臟器與安定精神。

背部的脊柱密佈連結許多內臟、組織的血管神經，因而此治療相當重要。

（八）腹部與肝腎

◇具體重點：協助促進新陳代謝。

在靈氣療法中，除了外傷以外，幾乎所有的疾病都跟新陳代謝有關。

（九）末梢法

◇具體重點：協助促進新陳代謝。

使用此法因為可以刺激到內臟，所以也能夠促進新陳代謝。

（十）上丹田、中丹田、下丹田

◇具體重點：增進全身活力。

此三處從人體外表看不到，但卻是人體能量匯聚的大處。上丹田位於眉心、中丹田位於兩乳之間、下丹田位於肚臍下。

（十一）身體各部位關聯功效

◇具體重點：為提供臨時或初入門者的方便判斷。

尚未完全能夠掌握病源反應、或概念較為模糊者，所方便適用的快速判斷六項目。

（十二）**體弱多病或惡性疾病時**

◇**具體重點**：必須先從預防繼續擴散或弱化著手，需要有長期的耐心來進行。

此類成因非常複雜，難以一言以敝之。主要還是要讓患者能夠多舒緩疼痛或醫療所帶來的不適感為要，且僅一兩次的施作會較難見到成效。

（十三）**快速補充靈氣**

◇**具體重點**：快速自天地間補充靈氣的手法。

在施作靈氣的過程中，可以快速地自天地間充電靈氣的手法。

第五章 靈氣相關地

本章中邀請大家一起感受在靈氣世界中，臼井大師曾留下足跡的靈氣相關地。這之中有些地方肅穆莊嚴，有些地方恬靜優美，有些則如仙凡路隔。推薦給所有喜愛靈氣的朋友們，一起前往臼井大師的情懷之地。

一、岐阜

岐阜縣位於日本最心臟位置，是日本全國少數的內陸縣之一。從岐阜搭乘新幹線前往東京大約兩小時、前往大阪大約一小時、前往名古屋大約二十分鐘，離日本三大都市均近。岐阜以飛山濃水著稱，不僅山岳森林茂密，自然資源豐富，而且水力能量與質量均為日本全國之冠，特別是著名的「桂水、養老瀧、宗祇水」等名水更是遠近馳名。

據日本官方統計，現代的岐阜人非常喜歡喫茶（喝咖啡或茶），因此岐阜縣內的喫茶店的數量極多且花費在喫茶上的金額高居日本第二位。現今日本處處可見的使用「珈琲」作為Coffee的漢字，就是起源於岐阜。或許這也跟岐阜盛產好水有極大的關係。若有前往此處，一定得好好品嚐岐阜的許多特色咖啡店。

另外，從歷史上來看，岐阜是一個終結戰國時代的歷史重地。日本史上最大的合戰就是發生在岐阜的「關原一役（關原合戰）」。此戰役非常有名是因為，一日之內便決定誰為天下之主。在此戰役勝出的德川家康，之後便將首都自當時的京都遷往東京（當時稱為江戶），此後成立了實質上的政治中心，開啟了之後的江戶幕府，為日本國民，帶來了數百年的和平盛世，此契機就是源於岐阜的關原合戰。

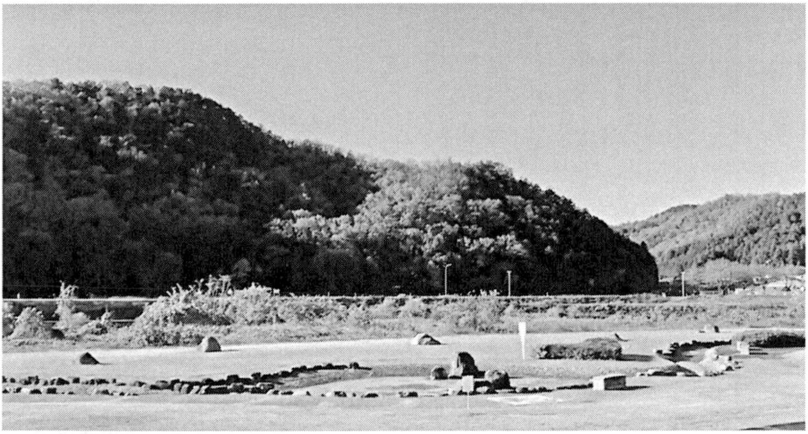

前往谷合途中

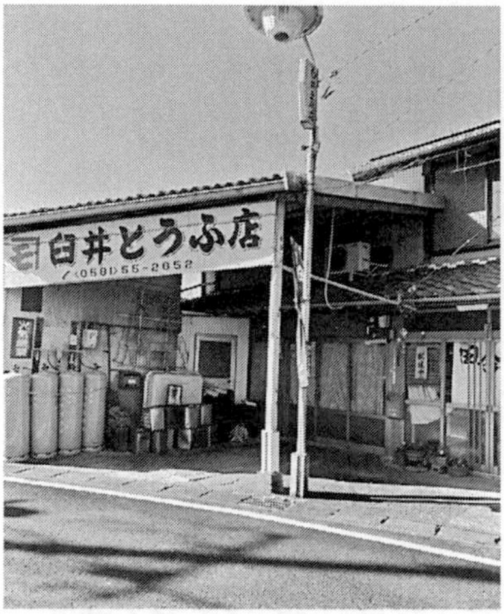

谷合處處可見的臼井姓氏（商家）

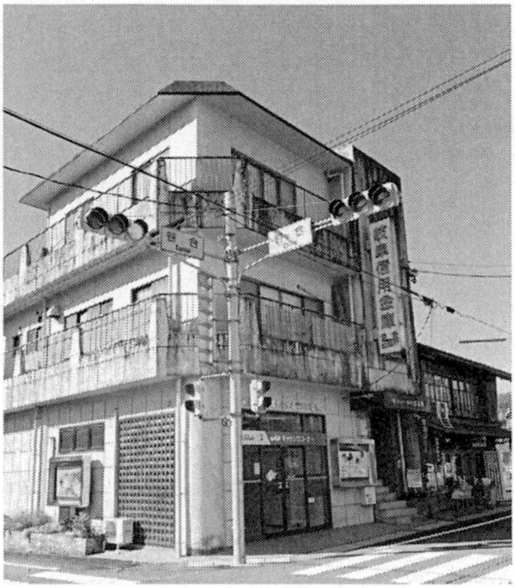

岐阜谷合

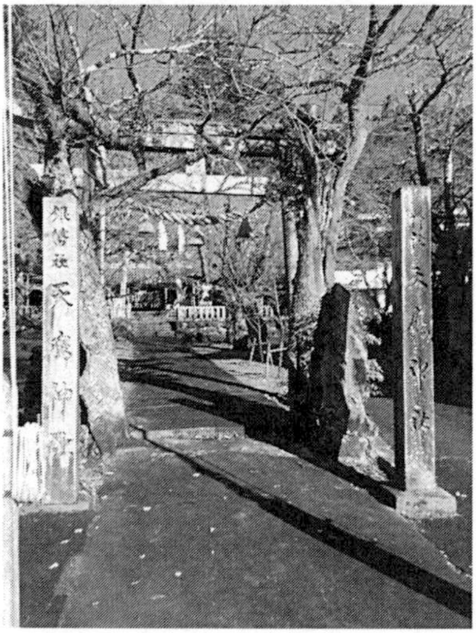

天鷹神社正面入口

（一）谷合：臼井大師出生地

靈氣中興肇祖——臼井甕男，誕生於一八六五年（慶應元年）八月十五日，出生地位於現在的「岐阜縣山縣市美山谷合」。臼井大師的祖宅如今已不復存在，家業的釀酒業也早已停業。

谷合是佇立於岐阜山谷間的寂靜小村莊，從地名上便可以知曉一二（谷合：谷與谷的中間）。從岐阜市出發前往谷合，所需車程大約一小時。谷合的鄉間寧靜，會讓人覺得似乎進入了宮崎駿作品「龍貓」的世界。

進入谷合之後，一望無際都是山野，人煙稀少自然遼闊。若有機會前往谷合一遊的朋友們，相信必定會喜歡上此處。因為比起繁華似錦的都會氣息，這裡有的是無限的鍾靈毓秀之氣。或許正是因為這樣的天地氣場，所以能夠孕育出「創立臼井靈氣的臼井大師」或「創立太靈道的田中守平」等的人物。

（二）天鷹神社：臼井大師捐贈石鳥居

靈氣中興肇祖——臼井甕男的誕生地「谷合」，在今日只是一個極為普通的鄉間小鎮。但是此處卻留有臼井大師兄弟三人，聯名捐贈給天鷹神社的石鳥居。

我於二〇一七年冬，前往拜訪位於岐阜縣山縣市美山谷合的天鷹神社，景仰臼井大師留下不多的歷史遺物。

一抵達谷合天鷹神社附近，意外發現姓氏為「臼井」的商店名或門牌很多，有臼井豆腐店、

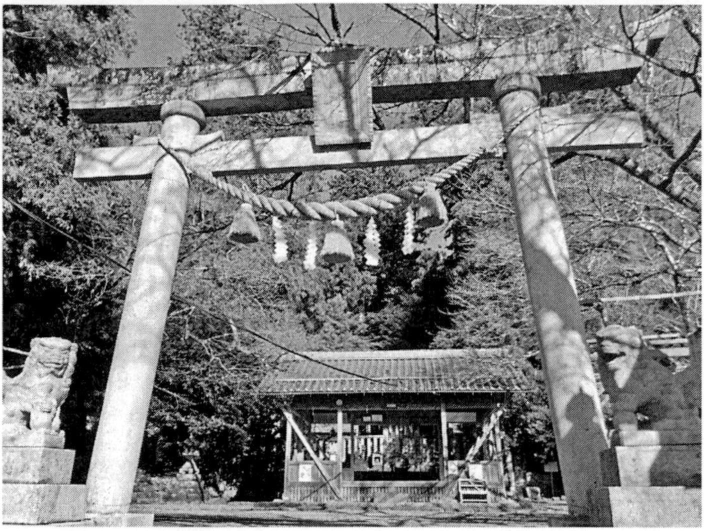
贈與天鷹神社之石鳥居

臼井電器店等等，據說是很久以前住在千葉臼井村的人們，集體移居至谷合，因此幾乎附近所有人家的姓氏均為臼井。

穿越了寧靜且人煙稀少的小巷路後，終於見到了天鷹神社。因為是早晨就抵達，所以見到輝映在冬日晨曦下的天鷹神社，格外令人有種傲然於世的感覺。

此地就是靈氣中興肇祖——臼井甕男與其二弟臼井燦哉、三弟臼井邦慈共同聯名，贈與天鷹神社的石鳥居。在石鳥居上的「注連繩」就是用來宣示該土地的領有權是屬於所祭祀的神靈之意，這是用來區隔俗世與聖域之境界線，亦是預防不好的能量侵入的結界。從注連繩的外觀來看，此處是屬於「牛蒡注連」，左右兩端都是一端粗另一端細，類似牛蒡的形狀。

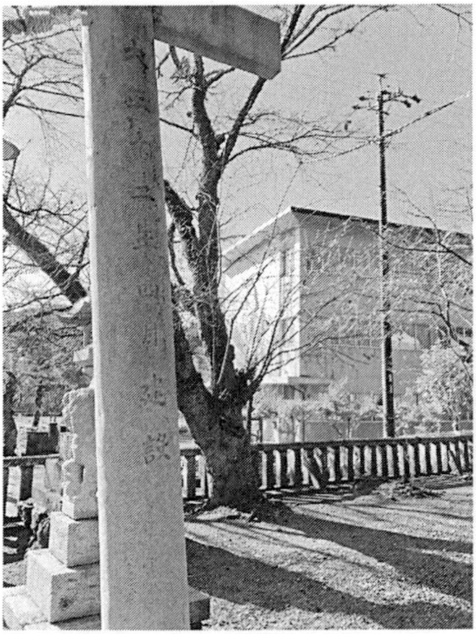

捐贈日期：大正十二年四月

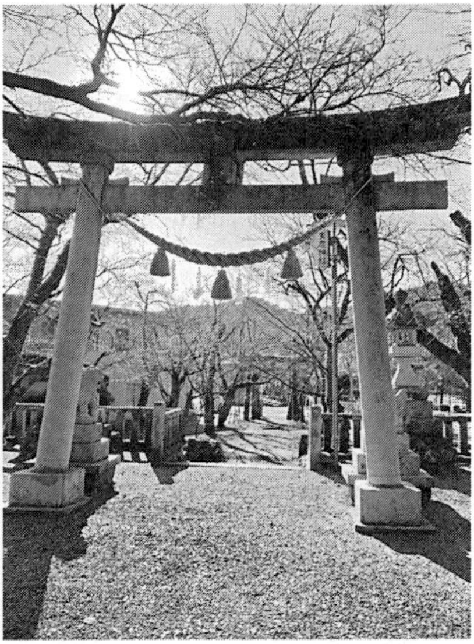

晨曦下的天鷹神社

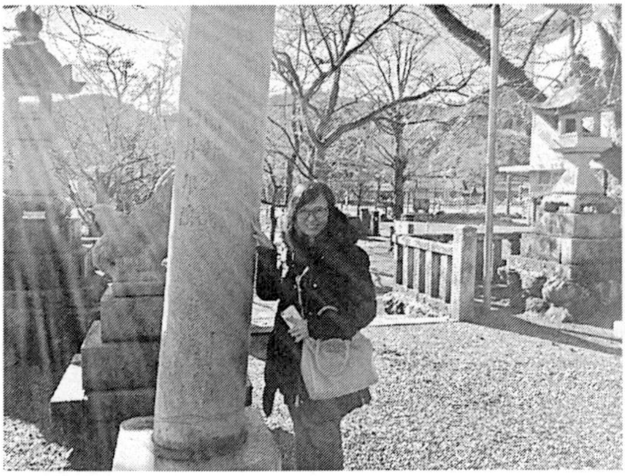

天鷹神社留影

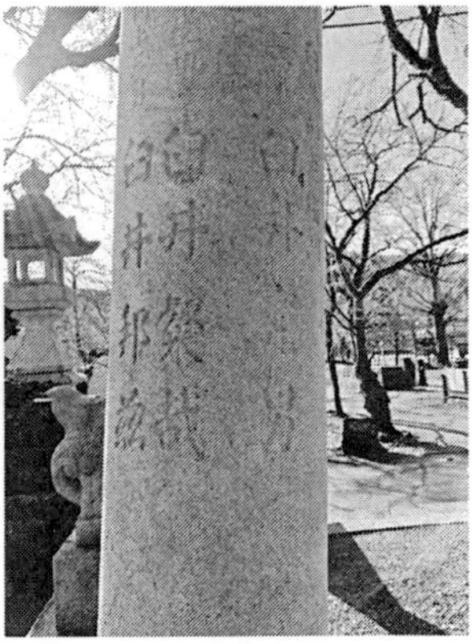

天鷹神社石鳥居上刻著臼井大師三兄弟之名

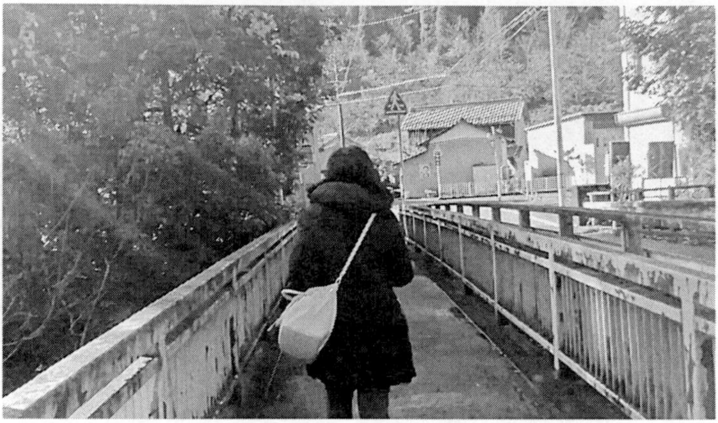

從天鷹神社前往善導寺途中的鏽跡斑斑的小橋

在日本的鳥居可大分為兩種。一種是「神明系鳥居」，另一種則是受到佛教影響的「明神系鳥居」。而天鷹神社的鳥居從外形上來判斷便是屬於「明神系鳥居」。進入鳥居之後就等同是進入神靈鎮座的神社內了。

在天鷹神社的其中一個石鳥居上，刻有贈與日「大正十二年（一九二三年）四月」。此時正是臼井大師創立心身改善臼井靈氣療法學會（大正十一年，一九二二年）後一年，應是學會已經穩定進入營運軌道之時。

另一個石柱則刻著臼井大師三兄弟聯名捐贈的字跡「寄付人：長男臼井甕男、次男臼井燦哉、三男臼井邦慈」。不知是否近年來的靈氣相關參訪者較多，臼井甕男的名字處可能因為常被碰觸，因此被磨掉許多而漸漸淡化，而另外兩個弟弟的名字則就較為清晰。或許隨著日漸增多的參訪者，日後可能需要加上「請勿動手」字句，以免後代逐漸難以辨識。因為這對靈氣實踐者來說，是臼井

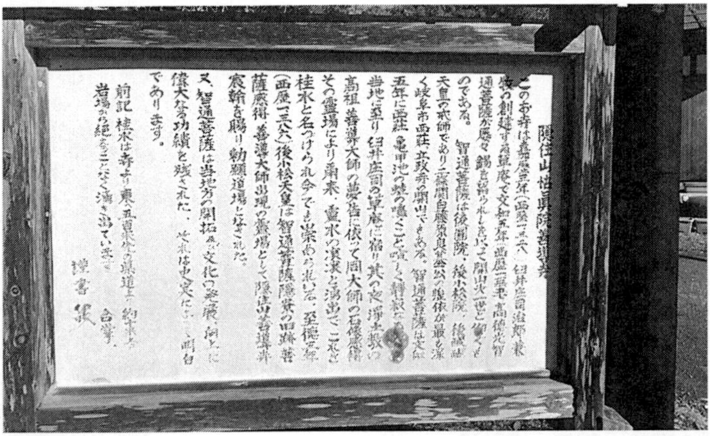

善導寺緣起的記述

大師所留下的少數重要遺物之一。

對於少小就離鄉背井的臼井大師來說，捐贈石鳥居給位於偏遠鄉鎮的天鷹神社，應該是對此神社有著特別的懷念，或許是幼小時曾經在此，與兄弟親友們曾留下美好的回憶之故吧。

（三）善導寺：臼井大師受教育

在一八七〇年時的谷合並沒有任何學校，當時的教育場所可能就只有相當於寺廟學校的寺子屋。因此可以想像，當時臼井大師在寺子屋所接受到的教育，應該是充滿濃厚佛教色彩的教育。後來這或許也成為臼井大師的精神世界中一個巨大的基礎。

淨土教的淨土五祖之一，就是曾經出現在臼井庄司治郎兼牧夢中的善導大師，谷合的此寺院也是使用善導大師之名。臼井大師家的祖先均皈依淨土宗。

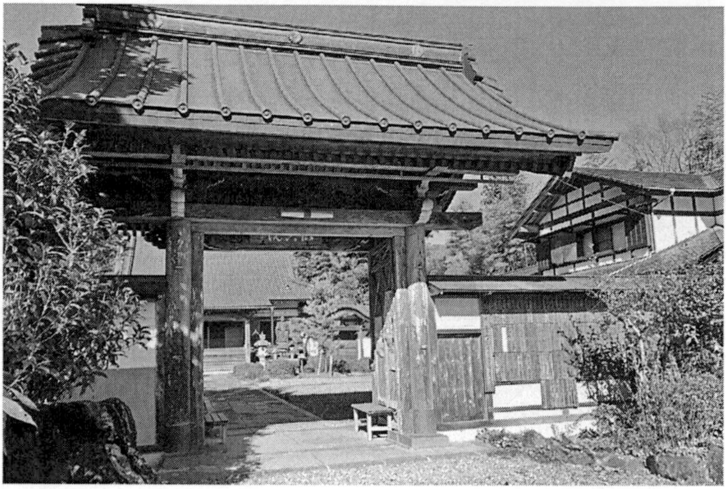

善導寺大門

淨土宗是根源於大乘佛教宗派之一，以淨土信仰為基礎，專修往生阿彌陀佛淨土之法門。日本淨土宗是由日本僧人源空（號法然）所創立，他為淨土宗確立傳承世系，以曇鸞、道綽、善導、懷感、少康為日本淨土宗五祖，其中善導大師對於日本的淨土教影響最為深遠。

在距離天鷹神社步行大約五至六分鐘處便是隱住山善導寺。前往途中會經過鏽跡斑斑的小橋，這也是這幽靜的鄉間小鎮的引人入勝之處。善導寺裡有遠近出名的善導靈水（桂水），在善導寺境內便可以自由汲取。桂水自被發現後至今，數百年來依然被尊奉為善導靈水（亦稱往生靈水）。

根據寺院記載的緣起所示「此寺是嘉曆三年（一三二八年）在臼井庄司治郎兼牧所建的草庵處，由高德智通菩薩於文和五年（一三五七年）年開山創建而來。智通菩薩本身亦是，後圓院、後小松院、後醍醐天皇（一二八七—一三三九年）的戒師。由於智通菩薩的教導，二條關白藤原良基便皈依佛教。智通菩薩開山創建了岐阜市的西莊立政寺，在文和五年（一三五七年）因想要追求寂靜，於是抵達西莊龜甲池。智通菩薩借宿於臼井庄司治郎兼牧的草庵時，在夢中受到淨土教的高祖——善導大師的指示，因而發現了石像及湧泉水。此湧泉水被稱為桂水，至今依然被尊奉為靈水。至德三年（一三八六年），當時在位的後小松天皇，便以善導寺大師出現靈場之緣由，而賜予此寺隱住山善導寺之名而成為敕願道場（為了天皇的祈願而建立的寺院），作為祈福國家鎮護與皇室繁榮的祈願寺廟。

史實明白地紀錄著智通菩薩留下了許多開拓地方、提升文化發展等等的偉大功績。

前述的桂水位於距離本寺五百公尺處，該處會從岩場不斷地湧出靈水。合掌」。

（四）善導靈水（桂水）

此地的桂水是屬於伏流水，充滿活氣與甘美無比，亦是岐阜名水之一。臼井家的祖先（上述的臼井庄司治郎兼牧）使用此處的桂水，而開始了米釀清酒的家業，臼井大師名字中的「甕」字亦是與此有關，「甕」便是儲存酒的酒甕的意思。因此緣故，我也將善導寺、桂水，列為臼井大師的重要靈氣相關地之一。

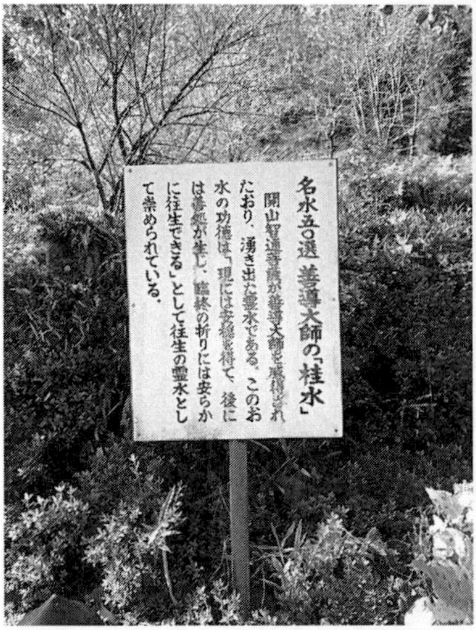
名水五〇選 善導大師の「桂水」
に往生できる」として往生の霊水とし
て崇められている。
善導寺境內，善導靈水說明文

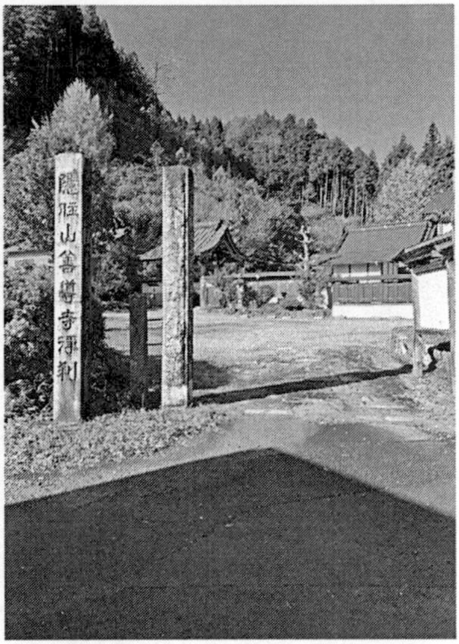
善導寺石碑

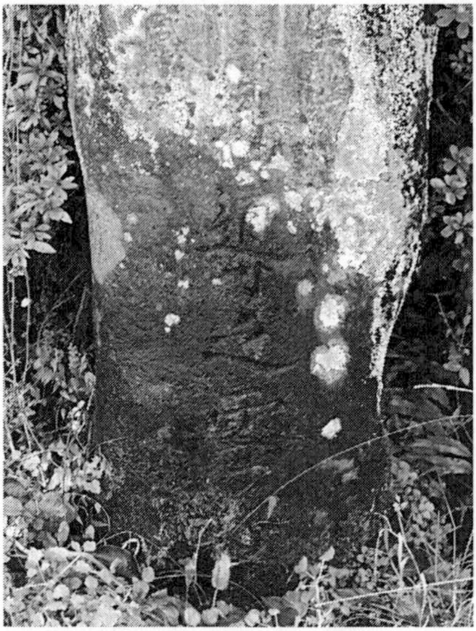
善導寺境內，善導之靈水石碑

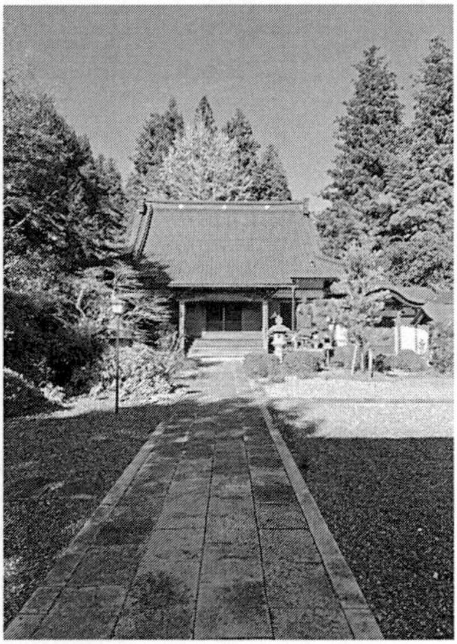
善導寺境內一景

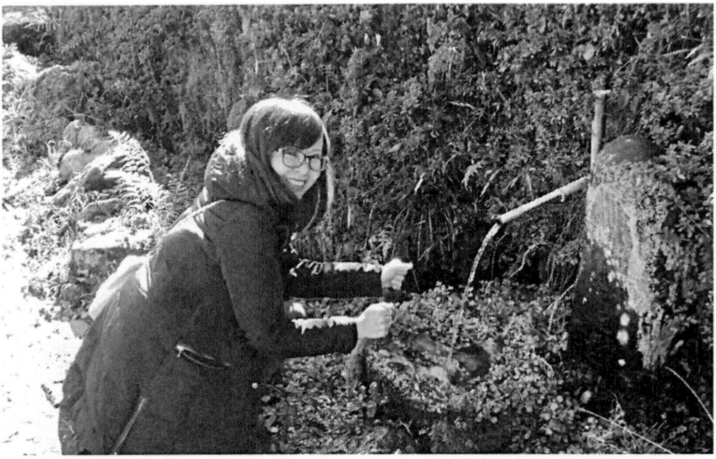

善導靈水汲取處

善導寺又以桂水靈場著稱，在寺內便可以方便取得「桂水」。境內立有「善導靈水」說明文之處，就是可以自由汲取桂水之便利處。當時發現善導大師石像湧出的靈水源始地，是位於距善導寺步行還需五百公尺的岩場上。但善導寺境內便有設置接引靈水處，因此在寺內就可以取得，非常方便遠地而來的人，能夠免除奔波勞累之苦。

根據此說明文所示「桂水為岐阜名水五十選。開山的智通菩薩在夢中接受到善導大師的指引而發現此湧泉水。飲用此水會有『現世可得安穩，來世往生善處，臨終平靜往生』之功德，因此被尊奉為往生靈水」。

據現存的心身改善臼井靈氣療法的現任會員告知，先去天鷹神社後，再飲用此處的桂水，之後安靜地進行發靈法的話，則會感受到自身的靈氣變得更為強大。事實上我在自身實踐後，也感受到一種很特殊的能量感，

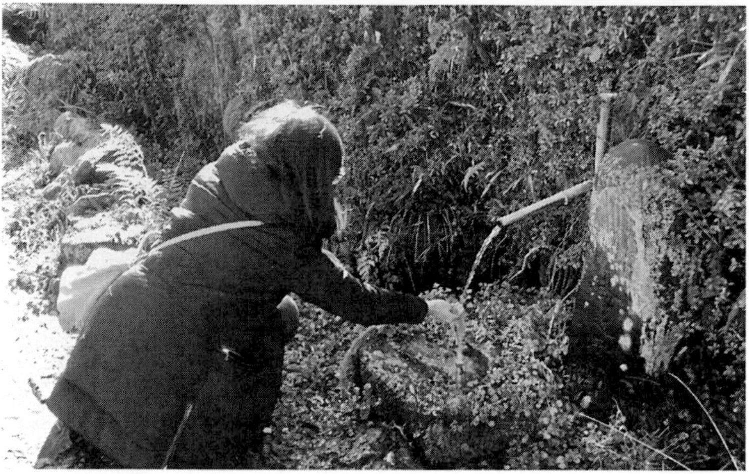
取用善導靈水

但因為各人感受都會大不相同，所以大家有興趣不妨一試。雖然此處的「善導靈水」是自由取用，但在莊嚴的寺廟與神聖的靈水前，切記勿過度喧譁笑鬧，或是過度貪心而大量裝瓶靈水帶走為要。

二、京都

當年日本唯一的政治中心「平安京（平安時代）」，自西元七九四年遷都至京都後，直到西元一八七二年遷往東京之前的千年期間，均為天皇的御所之地，因此有「千年古都」之稱。京都從平安時代至江戶中期之期間（西元七九二至一七七九年），是當時日本的最大都市。

平安京在建設時，據說是仿照中國唐都長安與東都洛陽而建造，因此將平安京分割為東西兩側，西側對比長安稱為右京、東側對比洛陽稱為左京。但右京因地質關係幾乎是廢地，實質上的市街都位於左京（對比洛陽），因此京都又有另一稱謂為「洛」，所以常會聽人說進入京都稱為「入洛」，還有京都市內也被分稱為「洛南‧洛北‧洛西‧洛東‧洛中‧洛外」，便是由此而來。

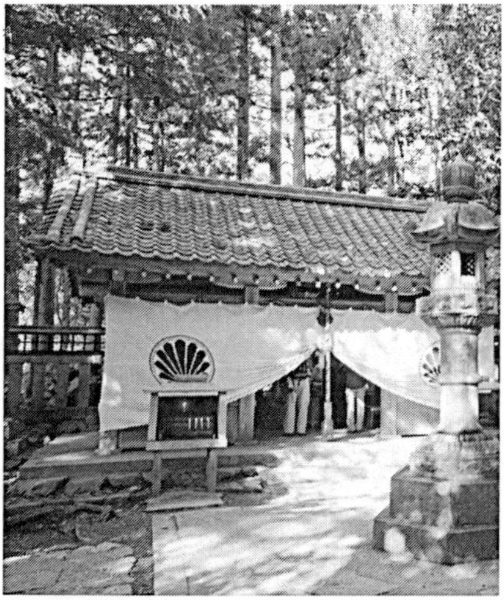
奧之院魔王殿外觀

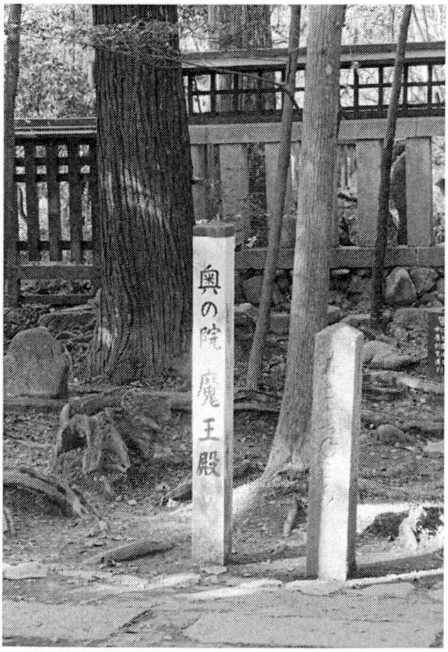

奧之院魔王殿石碑

（一）鞍馬山：臼井大師開悟地

鞍馬山位於京都盆地以北，由於此處高山綿延不斷又被茂盛的樹木所覆蓋著，因此即使是白天也是光線不多，所以有「闇山（Kurayama）」之稱，日後就成為發音相近的地名「鞍馬（Kurama）」。

鞍馬山從歷史來看是一個非常特別之處，因為在日本，鞍馬山自古以來就是魑魅魍魎、仙凡各界的稱雄稱霸之地，亦是想要修仙悟道者的兵家必爭之地。它位於京都府京都市左京區，此山標高約六百公尺，自古以來就是山岳信仰、山伏密教、天台密教、真言密教盛行之處，更因「鞍馬天狗、源義經年少修行場所」而聞名。傳說是臼井大師為了獲得開悟而曾經前往過的修行地。

鞍馬山自太古以來引人入勝的神祕事蹟，大概可以歸類出以下幾點。

（1）自然相關

鞍馬山據說是在兩億六千萬年前，由海底火山隆起而形成，也是個充滿各式各樣動植物、岩石、昆蟲鳥獸等豐富種類的大自然寶庫。此處擁有全世界其他地方都沒有的，從恐龍時代便存在的植物種類。是一個具備豐沛的海洋、天地、自然、生命能量之處。

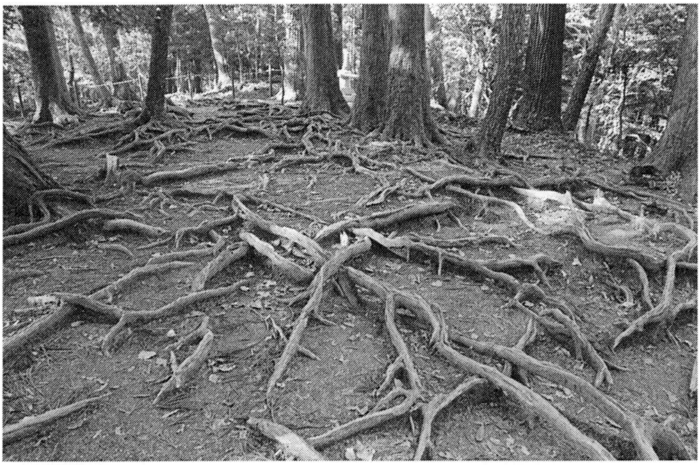

鞍馬山 木根道

（2）神話傳說

・金星的護法魔王尊

據說「護法魔王尊」是在六百五十萬年前來自金星，由於他的組成元素與一般地球人不同，因此傳說他是一個外表永遠是一個十六歲少年。他象徵著力量又被視為是地球的靈王。鞍馬山最有名的能量點之一的「奧之院魔王殿」，是一個建築在奇岩上的小堂，據說是六百五十萬年前從金星而來的魔王尊降臨地球之處。

鞍馬山有名的能量點之一的「木根道～大杉權現社」，是只有留下根幹的樹齡高達千年的巨大杉木，被認為就是護法魔王尊暫時的身姿。建議大家若是前往「奧之院魔王殿」時，可以多加駐留一些時間，或許可以充電來自宇宙的力量。日本史上有名的新興宗教「大本教」的開山祖師——出口王仁三郎，據說就是在此處獲得了神祕的心靈體驗。

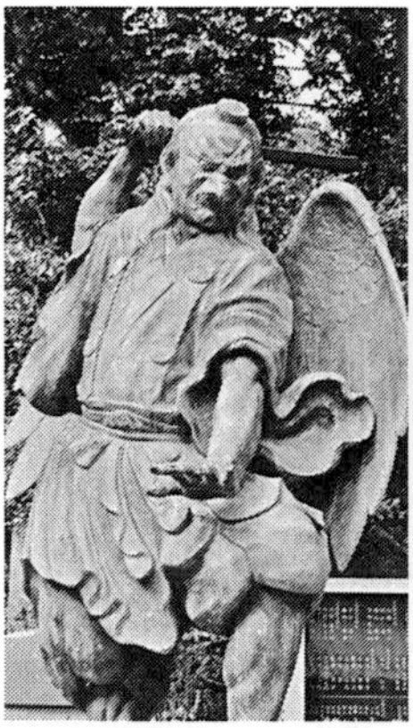
天狗意象圖

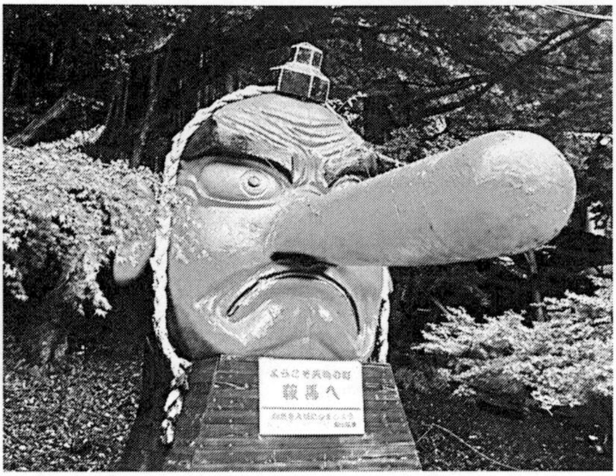
鞍馬山 觀光標誌的天狗

・天狗

天狗是一種傳說中的生物，最初在《山海經》的記載中，是來自於中國的妖怪。但由於從描述形狀來看，像是彗星或流星的尾巴，因此有可能是指彗星或流星。

之後傳到日本的天狗樣貌，據《平家物語》中記載為「人非人、鳥非鳥、犬非犬、犬臉人身、左右有翅、行走如飛」，這就是我們目前見到的鞍馬天狗的樣貌了。

山岳信仰、山伏的密教盛行於鞍馬山，因此被傳說是山神靈的「天狗」，就住在鞍馬山。而住在鞍馬山上的是最高位的天狗，人稱「僧正坊」。同時對於天狗來說鞍馬山也是最高位的聖山。

（3）靈氣傳說

根據「臼井大師功德碑」內文，有提到如下與鞍馬山有關的敘述內容（牛田從二郎書）。

「某日他登上鞍馬山進行斷食與苦修二十一日，最後終於從頭頂感受到大靈氣，之後便感得了靈氣療法。他除了對自己進行試驗之外，亦將之實踐在家人身上，並且獲得了顯著的效果。於是臼井大師認為，這不應該僅止於自身家族內使用，而應該要廣泛地傳授予世人，與世人一起共享喜悅。因此便於大正十一年（一九二二年）四月定居於東京青山原宿，並且設立學會開始推行靈氣療法，當時每天前來的人們盛況空前，甚至已經溢滿到戶外」。

臼井大師在鞍馬山進行的神祕體驗，其實看來很像日本古來就有的山伏修行或修驗道，而就後人所描述的臼井大師的神祕體驗，似乎看來也有些像是空海在進行虛空菩薩求文持聰明法中的描寫有些類似。

不同於牛田從二郎書與岡田正之所製作的「臼井大師功德碑」的撰文內容所寫，在臼井大師本人所述的《公開傳授說明》中，卻完全沒有看到靈氣與鞍馬山之間的任何描述，這實在是非常耐人尋味的不同點。若是鞍馬山對於臼井大師或靈氣療法極為具備意義或價值，想必應該會留下一二線索。如此看來，後人為何會將充滿迷霧的臼井大師與鞍馬山連貫在一起，可能因為與日本古來的鞍馬神祕文化有關，因此也容易充滿神祕的聯想或傳說。

（4）宗教

鞍馬山的境內環抱有鞍馬寺、貴船神社、由岐神社等有力寺社，自古以來便是著名的山岳聖地。在平安時代為鎮守京都北方之寺。長久以來傳說中，鞍馬山上能量最特別之路段，就是在於「魔王殿到貴船神社」之間的途中，若是有機會前往一遊的朋友們，不妨於此處自行細細體會。

・鞍馬寺：

鞍馬寺座落在京都北方的鞍馬山的斜面上，自古以來便是眾多山岳信仰與山伏修行的靈場。此寺是由創建奈良唐招提寺的鑑真之高徒鑑禎，某日夢見的靈夢而帶來創建的契機。以前曾經屬於過「真言宗」與「天台宗」，一九四九年以後已經獨立成為「鞍馬宏教總本山」。

想特別一提的是，鞍馬寺作為一個宗教寺院其實是非常特別的，因為它在各個不同的年代，轉換成不同的宗教派別（真言宗→天台宗→鞍馬弘教），這在宗教或寺院史上都是極為罕見的。最初日本的密教是在西元九世紀時，由空海及最澄兩位僧侶從中國帶回的宗教。空海即是弘法大師（西元七七四～八三五年）為開創真言宗之始祖；最澄（西元七六七年－八二二）則是天台宗之始祖。鞍馬寺的宗教轉變史如下：

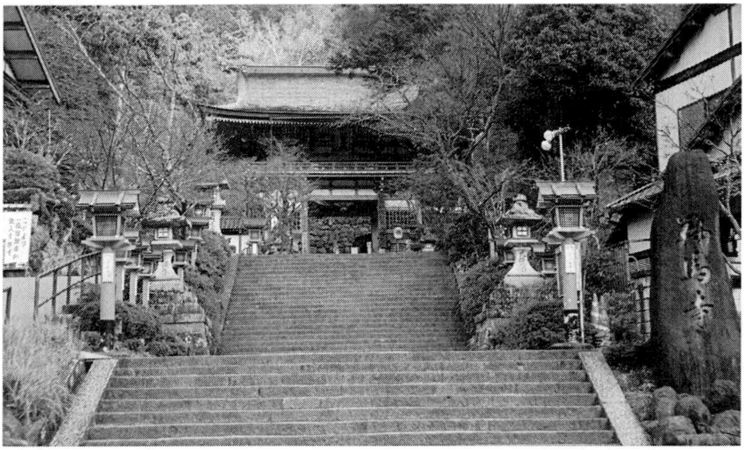
鞍馬寺

第一階段：西元七七〇年：依據《鞍馬蓋寺緣起》記載，由鑑禎上人（奈良唐招寺）感得來自北方不可思議的靈波白馬指引後，便抵達北方的深山中（鞍馬寺），此時「毘沙門天」現身，於事就開始結草庵祀奉「毘沙門天」為主尊。

第二階段：西元七九六年：建造東寺的造寺長官——藤原伊勢人，因在夢中被神靈托夢，因此製作了千手觀世音菩薩的佛像，與毘沙門天共同祀奉。據說當時出現在他夢中的就是來自於貴船神社的神靈。

第三階段：西元一九四九年：由當時的住職——信樂香雲受到神智學的影響之後，於其中掌握到許多獨自的知見，因此將相關的教義與儀軌系統化而成立了「鞍馬弘教」（一九四七年），並於一九四九年正式從天台宗獨立，成為鞍馬弘教總本山。目前奉尊天為主尊。

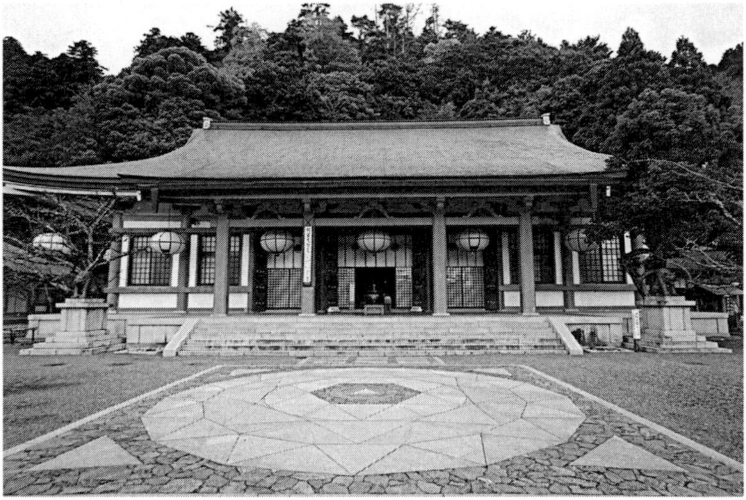

鞍馬寺本殿金堂

・鞍馬寺本殿金堂

面對本堂內中央是毘沙門天王、右邊是千手觀音、左邊是護法魔王尊，此三尊為一體被稱為「尊天」。毘沙門天王為光的象徵，又稱為太陽神靈；千手觀世音菩薩為愛的象徵，又稱為月輪神靈、護法魔王尊為力的象徵，又稱為地球靈王。

尊天是指「給予所有生命存活的宇宙能量」（尊天，這或許是靈氣的另一種稱謂了）。在鞍馬寺弘教的教義中，指出尊天是宇宙萬物的根源，其化現為太陽、星辰、人類、生物及無生物等等，以森羅萬象的形式顯現。

本來的實修方法是需要長老祕密口傳，但戰後已經正式公開。據說若能實修其法，則可以將自己的靈魂提升至尊天的次元，亦即在現

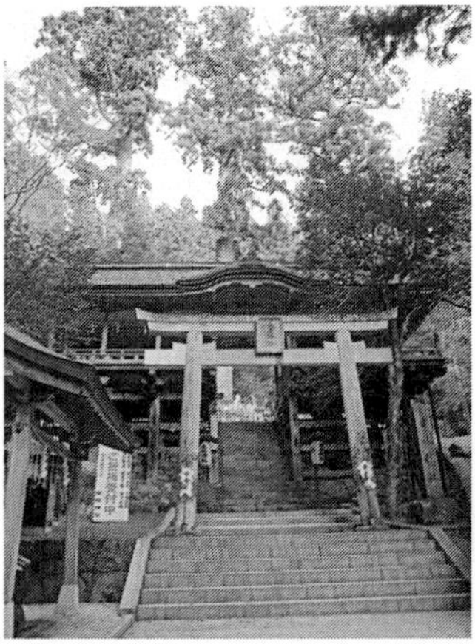
由岐神社與高聳入天的大杉神木

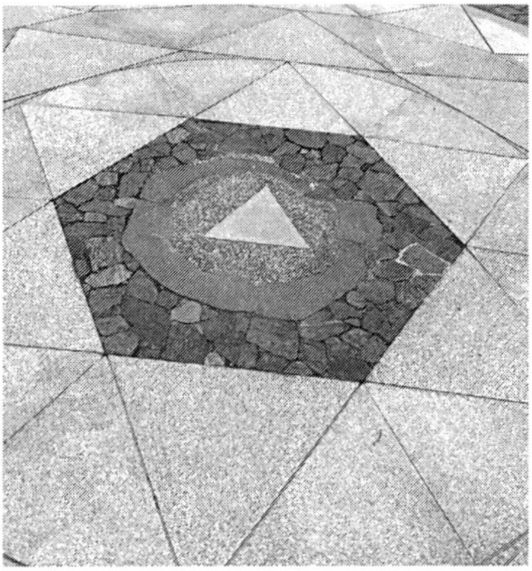
鞍馬寺本殿前的金鋼石床

實世界中也能保持和諧平衡的能量，可以像月亮一樣美麗，像太陽一樣溫暖，像大地一樣俱備力量。

・鞍馬寺金剛石床

在本殿金堂前的廣闊鋪著石頭的地面上，就有一處堆砌成非常鮮活的幾何模樣的地方稱之為「金剛石床」。

據說當年來自金星的護法魔王尊降落至鞍馬山後，便使用宇宙的能量來守護人類，而在鞍馬山內，最能夠接收強大的宇宙能量之處就是「金剛石床」。

很多人在此地，都會站在金剛石床的六芒星正中央，然後打開雙手抬頭望天。據說此處可以使人與宇宙一體化、傳遞願望會如意成就。若是相信的人不妨一試。

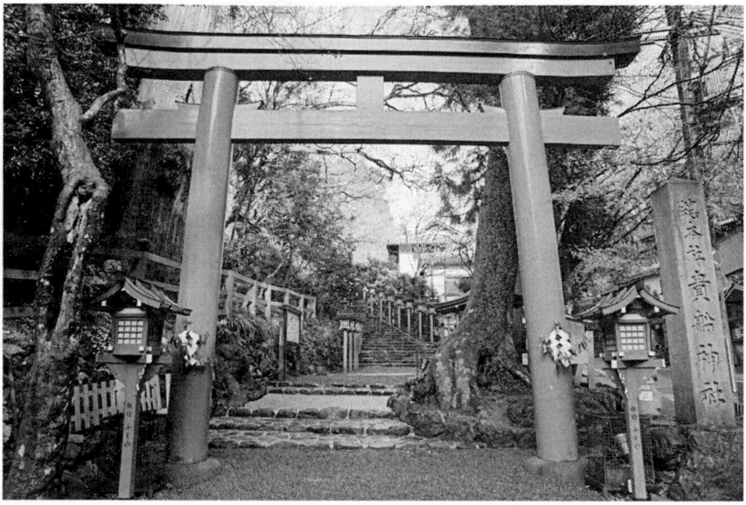

貴船神社

（二）貴船神社與由岐神社

・由岐神社（火）

由岐神社最有名的就是，每年十月二十二日的鞍馬火祭。據說是從十世紀中葉，由於地震與戰亂不斷，因此世情極度不安，所以便將原本在京都皇宮祭祀的神靈移駕到鞍馬，就是由岐神社的起源。

境內有著高聳入天的大杉神木，不論是從高度、寬度、樹齡來看，均會讓人肅然起敬。是一個極度靜謐的神聖空間。

由岐神社的鞍馬火祭亦是日本的三大火祭之一。通常使用火都會帶有淨化祭祀場，以及提高神靈的力量之意涵。所以常會見到在迎神或送神時焚火祭祀。

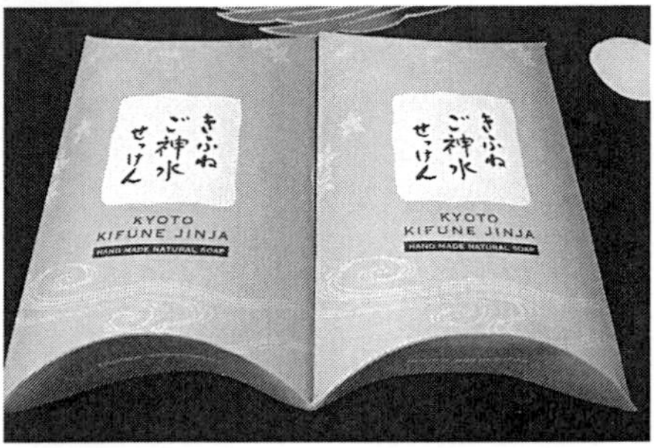

貴船水香皂

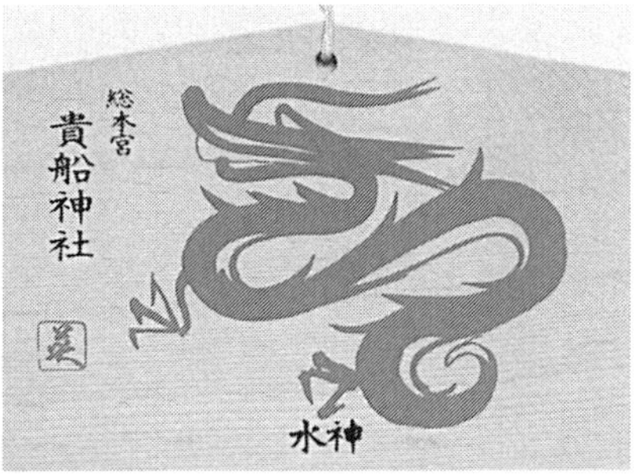

貴船神社：繪馬發源地

・貴船神社（水）

貴船日文發音為「KIFUNE」，轉換為漢字就是「氣生根」，亦即指萬物的源頭「氣」所產生的根源地。只要來到此「氣生根（貴船）」之處接觸氣，便可以獲得元氣恢復及運氣龍昇。

貴船神社位於充滿氣的貴船山東麓，南北則有貴船川的流動，在此充滿了杉林之美與清溪河流，是一個充滿能量的神奇傳說之地，處處瀰漫著神祕氛圍，亦是一個存在已達上千年的神社。

貴船神社祭祀水神，且有「貴船之水，人稱神水」之美稱，若問到何謂神水？則答案就是「夏冷冬暖，嚴冬不凍，大旱不涸」即是！此處之水至今千年從未乾涸，因此自古以來受到農漁業、釀造業者等虔誠信仰，是日本全國貴船神社的總本社。

在平安時代，天氣過於乾旱時，就會獻上活生生的「黑馬」來祈雨，相反地若是雨水過多則就會獻上「白馬」來祈晴。因為使用活馬越來越難做到，所以就演變成在木板上畫上「馬」來取代活馬而進行祈禱。所以此處亦是日本繪馬的起源地。

在充滿「氣生根」亦是繪馬發源地的貴船神社寫下願望，藉由強大的能量傳遞，應該更快能夠消除阻礙而心願成就。大家無妨一試。

前往貴船神社，除了可以當下體會貴船水的珍貴感覺外，大多數的人都不知道，由貴船水製作的香皂具備極高強大的淨化力（淨化氣場或身體），因此極為推薦。自用餽贈兩相宜。

火（KA）與水（MI），合起來即為神（日文發音：KAMI），因此鞍馬與貴船這一帶確實是個值得細細體會與感受之能量地。

非常建議於秋高氣爽之季節，可以從鞍馬寺的一路走到貴船神社，便可以將上述美景一覽無遺，並讓自己充電於天地宇宙間的靈氣。全程大約需要三至四小時。

另外想提醒的是，越是要吸收或共振越強大的天地宇宙間的靈氣時，便越要讓自己的身心狀態保持最佳狀況，如睡眠充分、內心安詳、飲食正常等。才不會入寶山而空手回。

因為鞍馬貴船附近山林茂密，因此會建議在陽氣充沛時的早晨白天就前往，且傍晚左右就儘早離開，因為傍晚之後很容易就會太過黑暗且陰氣亦會增多，因此應該儘量避開太陽下山後，依然逗留山中為佳。

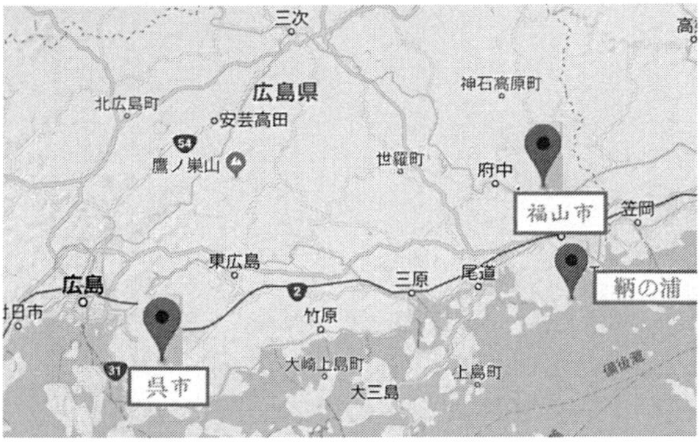

廣島相關地

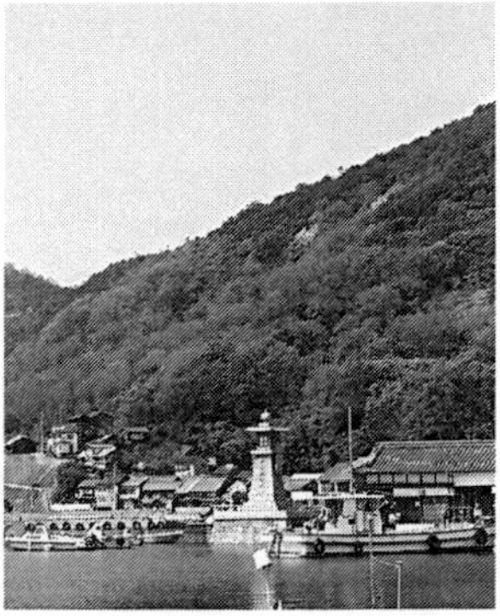

福山市鞆之浦

三、廣島

與岐阜天鷹神社、京都鞍馬山、東京西方寺相較之下，臼井大師與廣島之間，是一般靈氣實踐者比較少論及之處。但位於廣島的福山市卻是臼井大師人生的最後一站。多加理解當年有關的時間空間，相信能對理解靈氣世界，帶來更多寬廣的感受與視野。

一聽到廣島，大家可能會馬上聯想到與戰爭有關的和平公園。但是事實上廣島因為它的地理條件（臨海工業都市）、商業經濟（瀨戶內海的經濟、交通要衝）、產業技術（造船、汽車工業）等，因此有被稱為「日本縮圖」的美名。這裡還有知名的軍港——吳港，此處的造船業、汽車製造業（MAZUDA）等，都是支援日本戰前或戰後的產業技術之核心地區。

（一）福山市：臼井大師逝世地

臼井大師當時教授靈氣遍及日本各地，經常前往東京以外的地區，如廣島、吳、佐賀等地教授靈氣，最後在一九二六年三月九日於廣島縣福山市過世，而前往廣島也是因為進行教授靈氣與靈授之故。據說臼井大師在福山市過世前，所留下的最後遺言是「我已經備妥後繼者了，所以我已經沒有什麼可以擔心了」。此日是在臼井大師已經選定並傳授了繼承臼井靈氣師範二十人後的五十日。臼井大師享壽六十二歲，自創立臼井靈氣療法至過世僅僅不到四年。但他的一生總結留下了超過二千名的弟子及四十處靈氣療法學會分會的遺產，繼續貢獻世人，今後也會繼續綿延下去。

或許由於臼井大師的門生們有許多都是海軍相關出身的緣故，因此會來到當時亦是擁有重要的產業技術的廣島教授靈氣與靈授，亦不難理解。

若是有機會前往廣島一遊的人，除了體會江戶時代的漁港風情．波妞的故鄉．金鋼狼的回憶．阪本龍馬．保命酒等外，也可以緬懷一下臼井大師的最後教授靈氣地「福山市」，臼井大師匯聚一生精華而成一門臼井靈氣療法，而就在此地讓人生落幕了。

福山市面臨瀨戶內海，位於南部即是有名的鞆之浦。此處自古以來即為港口城市，至今仍然保留江戶時代式的復古港口氛圍，處處充滿懷舊建物，走著走著可能會有種穿越時空的感覺，處處散發著歷史日本的韻味。

福山市內南部的觀光景點「鞆之浦」非常有名，好萊塢電影《金鋼狼：武士之戰（The Wolverine）》也曾經到鞆之浦取景，讓鞆之浦的美景躍上銀幕。

此處也是吉卜力電影導演宮崎駿宮的《崖上的波妞（崖の上のポニョ）》之場景根據地之一，劇中主角宗介撿到波妞的崖邊就在此處。此動畫中出現的許多其他場景，如宗介家下面的神社、幼稚園都可以在這裡輕易看到。

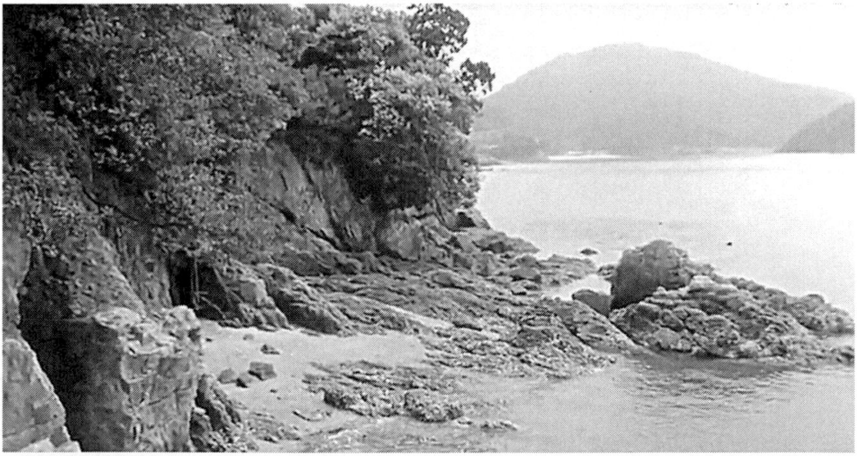

福山市鞆之浦崖邊

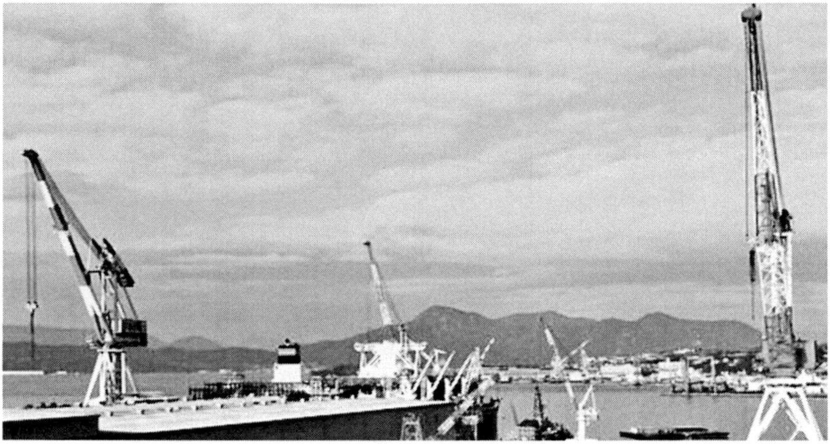
吳市

（二）吳市：心身改善臼井療法學會師範相關地

在此想提到另一處，雖然與臼井大師並無直接關聯，但也是同樣位於廣島的與當年的臼井靈氣療法師範有關之地——吳市。

臼井靈氣療法學會據說與當時的海軍有著密切的關係，且傳說靈氣在海軍中被廣為使用，但距今年代久遠已無法求證當年真實的狀況了。當年的臼井靈氣療法學會中的師範——武富咸一，曾在吳市擔任過兵工廠要務；而另一位會內的師範——和波豐一，亦曾在吳市擔任過潛水艦建造要務。因為吳市從明治時代起就是日本第一的海軍工廠，亦是是二戰前日本海軍的根據地，所以從此可以略知，海軍使用靈氣的傳聞多少應有幾分真實。

吳市以造船的科學技術聞名，可說是一個對日本近代化提出了很大的貢獻的都市，正因如此在二戰時遭受到盟軍最猛烈的轟擊。

若是有興趣想了解二戰前後，與臼井靈氣相關同時代的當年樣貌，建議大家可以看看《謝謝你，在世界的角落找到我（この世界の片隅に）》。這部影片中，可以看到忠實呈現距今已達八十多年的二戰前後的廣島・吳市，可以協助我們多些瞭解當年的時空環境。

在《謝謝你，在世界的角落找到我》中便可看到，劇情中所提到的二戰前被稱為世界最強的大和戰艦便是在吳市建造完成（一九四一年），但在一九四五年被美軍擊沈，至今依然沈在鹿兒島縣沖的海底。

此處曾經是世界居首一指的軍港，亦是一個罕見將街道、港口與造船廠，一體化的城市。

四、東京

原名江戶（江戶幕府所在地），於一八六八年九月才更名為「東京（Tokyo）」，目前是日本首都。日本首都在江戶時代之前是定都於京都，於一八六九年（明治二年）三月二十八日才將首都自京都遷都至東京。

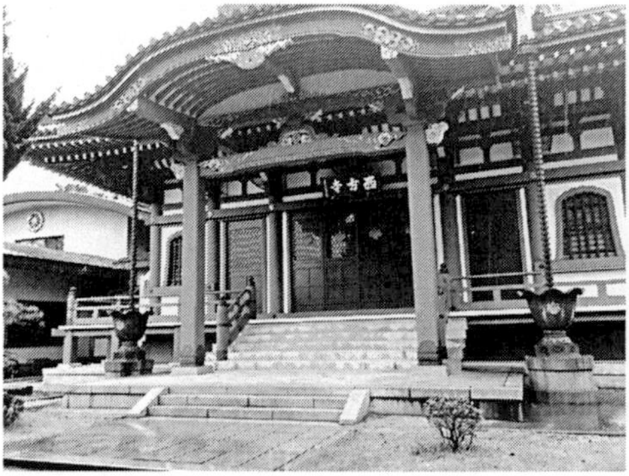

西方寺本堂

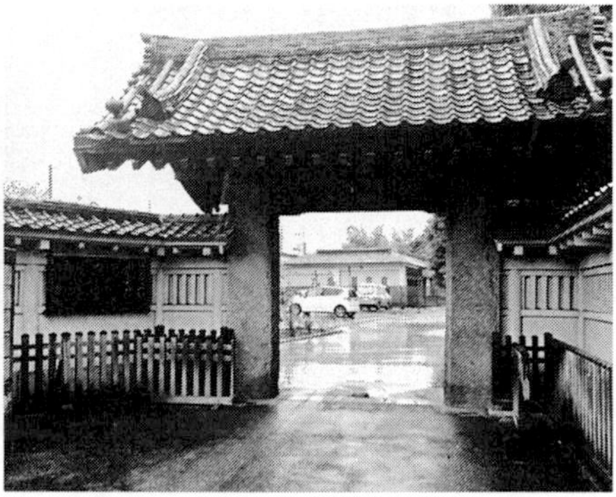

淨土宗西方寺的正門口

東京此名出自於佐藤信淵的《混同祕策》中，當時因為要讓日本站上世界舞台與西方列強並駕齊驅之前，必須給予強大的守護力量，因此將首都移至江戶，並改名為「東京」，此後形成【京都—東京（江戶）—西京（大阪）】之三京勢能以圖富國強兵。

（一）西方寺：臼井大師長眠地

西方寺位於東京都杉並區，宗派是屬於淨土宗。此處就是臼井大師的長眠墓地，而最有名的「臼井大師功德碑」就聳立於此。搭乘東京地下鐵丸之內線並於「新高圓寺（Shinkouenji Station）」站下車步行即可抵達。而由於新高圓寺站，附近是個禪寺或佛寺密集之區域，因此也可以讓自己放慢腳步散步於此區，相信將會感受到不同的心靈洗滌。

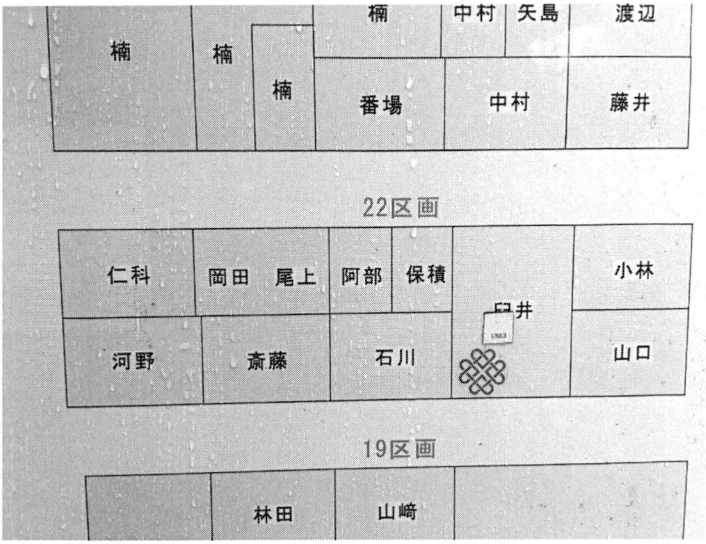

臼井氏墓碑位置之告示

西方寺（Sai Hou ji）創建於一六一七年，位於東京都杉並區，屬淨土宗寺院，本尊為阿彌陀如來（Amitābha）。從車站沿著新高圓寺站南側的細小的巷道，徒步約五分鐘即可抵達此寺。由於附近亦有其他寺院，當時前往時正值清明時節，東京又下著濛濛細雨，因此在前往的途中，更增添了幾分靜穆的感覺。

沿著小路走到路的盡頭，便可看見有著屋簷的木造山門搭配上石柱，而此種木石搭配方式並不太常見。

西方寺內算是寬闊，裡面寺院內有許多設置與建物，有挺立的鐘樓、綠色屋瓦的本堂、高聳的大樹等，點點滴滴除了給人一片靜雅之外，還給人另一種守經達權的感覺。

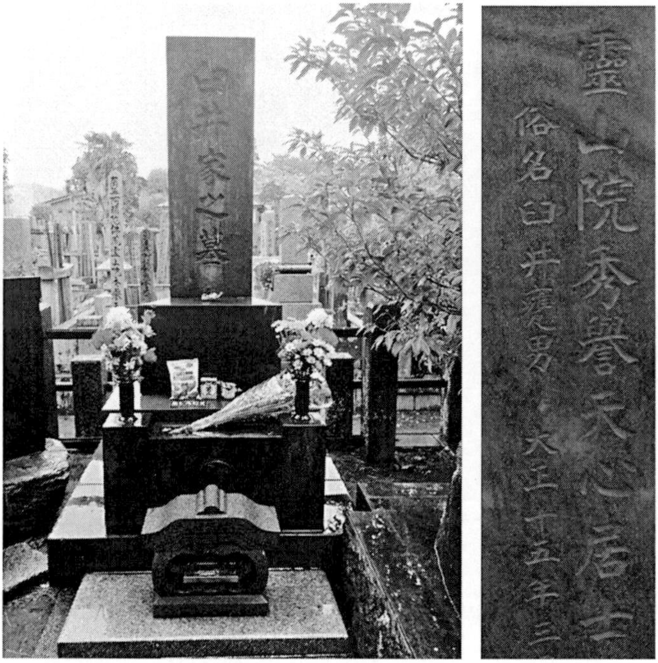

臼井大師家之墓碑

在位於西方寺內的「臼井大師長眠處」的墓地入口處還有親切地標示出「臼井家墓地位置編號」，因為景仰者之中有許多人們是來自於歐美，因此還特地寫上「USUI」的羅馬拼音。在寺院的靈園內因為還有許多其他家族的墓地，若是無此標示，要立即識別找出位置實在不容易。據說當年由於「西方寺」一度曾經因為太多的臼井大師景仰者，不斷地前來景仰而不勝其擾，畢竟這寺院也是許多其他家族許多祖先的長眠之處。所以大家若是將來有機會前往臼井大師的墓前景仰時，應要盡量避免喧嘩吵鬧，

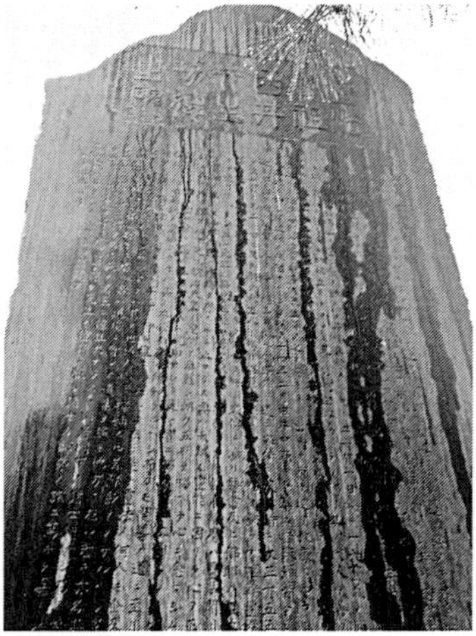

臼井大師功德之碑（上方）

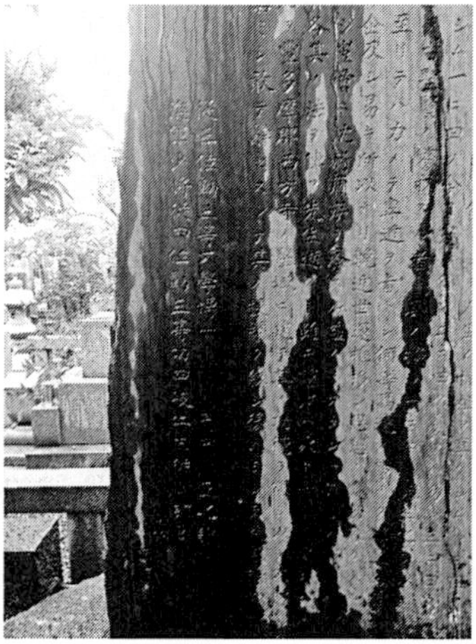

臼井大師功德之碑（下方）

因為這裡對於另一個世界的人來說是他們安詳淨土。

（二）西方寺：臼井大師功德碑

臼井大師功德碑，是源自於臼井靈氣療法學會的第二代會長——牛田從三郎之手。他因為是個大書法家，因此碑上的書法字跡流暢華美，在臼井大師過世十一個月後，便親自書寫並製作了「靈氣肇祖臼井大師功德碑」，置於東京西方寺的臼井大師墓地旁。

因為發現了此碑文之後，研究靈氣的許多相關人們，才得以能夠多加瞭解，像是謎一般的人物的臼井大師生平，此石碑上就刻著讚揚臼井大師生涯功績的文字、還有闡述了臼井大師本人在斷食感得靈氣之後，於一九二二年三月在東京設立「心身改善臼井靈氣療法學會」與「靈氣療法院」等的記述。

上方漢字題名：「靈法肇祖臼井先生功德碑」。

左下方之撰文及書寫者署名：「昭和二年二月，從三位勳三等文學博士　岡田正之撰，海軍少將從四位勳三等功四級　牛田從三郎書」。

附錄

一、《療法指針》臼井甕男

（一）身體各部位的基本治療

頭部	前頭部（髮際處）、太陽穴、後頭部、頸部、顱頂部、胃、腸。
下熱法	同前。但治療病源。
眼	眼、眼頭、眼尾、頸部（第1、2、3頸椎）。
鼻	鼻骨、鼻翼、眉間、頸部（第1、2、3頸椎）。
耳	耳孔、耳朵前方及後方（乳嘴突起）第一頸椎。
口	以手覆蓋不碰唇。

舌	舌上面、舌根。
咽喉	甲狀軟骨、頸部。
肺	肺部、背部肩胛骨的內側、第2、3、4、5、6胸椎。
心臟	心臟部、第5、6、7頸椎，第1、2、3、4、5胸椎。
肝臟	肝臟部、第8、9、10胸椎（特別是右側）。
胃	胃部、第4、6、7、8、9、10胸椎。
腸	上行、橫行、下行結腸部、小腸部（肚臍附近）、第6、7、8、9、10、胸椎，第2、3、4、5腰椎、臀部。
膀胱	膀胱部、第4、5腰椎。
子宮	子宮部及其兩側、第9、10、11、12、胸椎，第1、2、3、4、5腰椎，薦骨、尾骨。
腎臟	腎臟部、第11、12胸椎。
半身治療	頸→肩→脊柱→脊梁骨兩側→腰部→臀部
丹田治療	肚臍下約三指寬處。

（二）神經系統疾病

神經衰弱	頭部、耳、心臟、胃腸、生殖器、病源部、半身。
歇斯底里	同前。
腦貧血	頭部、胃腸、心臟。
腦充血	同前。
腦膜炎	同前。
腦炎	同前。
頭痛	頭部（特別是太陽穴）。
失眠	頭部（特別是後頭部）。
暈眩	頭部（特別是前頭部）
腦溢血（中風）	頭部（特別是溢血的那一側）、心臟、胃腸、腎臟、癱瘓部位。
癲癇	頭部、胃腸。
舞蹈病	頭部、心臟、障礙局部、手掌心、腳底、半身。

甲狀腺機能亢進症	頭部、眼、甲狀腺、心臟、子宮、半身。
神經痛（麻痺）	頭部、胃腸（通便）患部。
呃逆	橫隔膜、前頭部、第3、4、5頸椎。
言語障礙	前頭及太陽穴（只要是左側）、咽喉部。
書痙	頭部、肘、拇指。
耳鳴	耳、頭部。

（三）呼吸系統疾病

氣管（支氣管）	氣管、支氣管部。
咳嗽	咽喉、胸部、病源部。
氣喘	頭部、胸部、心窩部、咽喉、鼻、心臟。
肺結核	頭部、肺患部、胃腸、心臟、丹田。
肋膜炎	頭部、患部、胃腸、丹田。
肺炎	頭部、心臟、患部、丹田。

咳血	肺患部。
衽血	鼻。
蓄膿症	鼻、前額竇或上顎竇部。

（四）消化系統疾病

食道諸病	食道、心窩部、胃腸。
胃炎、胃潰瘍	頭部、心窩部、胃腸。
胃癌、胃痙攣	頭部、心窩部、胃腸。
胃下垂、胃擴張	頭部、心窩部、胃腸。
腸炎、腸潰瘍	胃腸。
下痢便祕等	胃腸。
盲腸炎	患部（主要在右腸骨窩）、頭部、胃腸。
腸寄生蟲	頭部、腸。
痔	肛門。

腹水	頭部、腹部。
腹膜炎	頭部、患部、丹田。
黃疸	頭部、胃腸、肝臟、心臟。
膽石	肝臟（疼動部）、胃腸。
疝氣	患部（脫出之部分）、腹壁。

（五）循環系統疾病

心肺炎	頭部、心臟、肝臟、腎臟、膀胱。
心內膜炎	心臟。
水腫及浮腫	心臟、肝臟、腎臟、膀胱。
動脈硬化症	頭部、心臟、肝臟、腎臟、胃腸、丹田。
血壓昂進症	同前。
紋心症	頭部、心臟、胃腸、疼痛部。
腳氣	心臟、胃腸、腳。

（六）物質代謝及血液疾病

貧血	病源治療、頭、心臟、腎臟、胃腸、半身。
紫斑病	頭部、心臟、腎臟、胃腸、斑部、丹田。
壞血病	頭部、肺部、心臟、腎臟、胃腸、半身、丹田。
糖尿病	頭部、心臟、肝臟、胰臟、胃腸、腎臟、膀胱、半身（逆向摩擦背部）。
肥胖病	心臟、腎臟、胃腸、半身。
痛風	心臟、腎臟、膀胱、胃腸、丹田、疼痛部。
熱射病	頭部、心臟、胸部、胃腸、腎臟、丹田。

（七）泌尿系統疾病

腎臟炎	腎臟、心臟、膀胱、胃腸。
腎盂炎	腎臟、膀胱、丹田。
腎結石	腎臟、胃腸、膀胱、疼痛部。
尿毒症	頭部、眼、胃腸、心臟、腎臟、膀胱、丹田。

膀胱炎	腎臟、膀胱。
膀胱結石	腎臟、膀胱、疼痛部。
夜尿症	頭部、（頂部）、膀胱、腎臟。
尿閉	腎臟、膀胱、尿道

（八）外科及皮膚科疾病

創傷	患部（出血量多時使用止血法）
火傷	患部（與患部保持一定距離，進行治療直至疼痛停止）。
凍傷	患部（與患部保持一定距離，進行治療直至疼痛停止）。
挫傷跌打損傷	患部。
淋巴腺炎	患部、丹田。
骨折	患部（從固定綳帶之上來做）。
棘立	患部。
脫臼	患部。

骨膜炎	患部、丹田。
關節炎	患部、丹。
骨髓炎	患部、丹田。
筋炎	患部、丹田。
肌肉風濕	頭部、疼痛部、胃腸（順暢通便）。
脊椎骨疽	頭部、患部、丹田。
脊椎彎曲	患部。
脊髓癆	頭部、丹田、疼痛及障礙部位。
失神者	心臟、頭部（溺水者須在吐水出來之後）。
諸類發疹、紅腫	丹田、患部。
蕁麻疹	胃腸、丹田、患部。
禿頭病	頭部、胃腸、患部、丹田。
癩病	頭部、胃腸、患部、丹田、半身。
黴菌毒	頭部、胃腸、患部、丹田。

（九）小兒科疾病

夜啼症	頭部、胃腸。
麻疹	頭部、胃腸、心臟、發疹部。
風疹	同前。
百日咳	頭部、胃腸、心臟、肺、咽喉、心窩部。
小兒麻疹	頭部、胃腸、脊椎、麻痺部。
扁桃腺炎	患部。

（十）婦產科疾病

子宮諸病	子宮部。
懷孕中	若治療子宮，則胎兒會發育良好，分娩時較為容易。
生產時	薦骨部、下腹部。
懷孕諸反應	頭部、子宮、胃腸、心窩部
乳房諸症	乳房。
子宮外孕	頭部、子宮、疼痛部。

（十一）傳染病

傷寒	頭部、心臟、胃腸、脾臟、丹田（進行治療時需注意合併症）。
副傷寒	同前。
赤痢	頭部、心臟、胃腸、丹田。
疫痢	同前。
白喉	頭部、咽喉、心臟、胸部、胃腸、腎臟、丹田（需血精注射）。
霍亂	頭部、心臟、胃腸、丹田。
猩紅熱	頭部、口、咽喉、心臟、胃腸、腎臟、丹田、發紅部位。
流行性感冒	頭部、心臟、肺、胃腸、丹田、半身、疼痛部位。
流行性腦脊髓膜炎	頭部、頸部、眼、心臟、肺、胃腸、腎臟、膀胱、脊髓（主要為頸椎）、丹田、僵硬或癱瘓部位。
瘧疾	頭部、心臟、胃腸、肝臟；脾臟、丹田（可再熱發作一小時前進行治療）。
丹毒	頭部、心臟、胃腸、丹田、患部。
破傷風	頭部、心臟、胃腸、丹田、外傷部、疼痛部。

二、《公開傳授說明》臼井甕男

自古以來便有無數創出嶄新且獨創祕法的創始者，但他們除了自己實踐以外，通常都會將該祕法作於家傳之用，而只僅限傳予自家的後代子孫，如此一來便能夠讓後代子孫藉此祕法獲得一家生活的安定，亦即祕法不外傳的心態與作法。實際上來說，這是上世紀所遺留下來的惡習。我們今日身處於追求人類共存共榮的基本幸福與希望社會進步的時代中，絕對不容許任何人因為一己之私，而將其（靈氣）私物化。

我所發現的臼井靈氣療法是世上前所未有的獨創發現，是世界上其他的發現（靈能面）無可比擬的。

因此我為了全體人類的利益，而將此法（靈氣療法）公開傳授給所有的人們，讓他們都能夠共享來自上天的恩惠，藉此達到靈性與肉體的合一，並進而期望社會全體都能夠實現上天所給予的福祉。原本我的靈氣療法便是基於天地間宇宙的靈氣之獨創療法，只要獲得此力量，首先便可以讓身體強健，繼而能夠獲得穩健的思考，並且增加人生的喜悅。

綜觀現今的內外生活來看，已經到了需要改善及改造之際，應須將同胞從產生煩惱的心及病災中拯救出來，因此進行公開傳授。

（一）問：何謂臼井靈氣？

答：奉行明治天皇的遺訓，以成就教導的意義並期待提昇身心的鍛鍊。人為了走在該走的正道上，第一必須要先治癒心，第二則必須要健全身體。若心合乎真誠之道並健全時，則肉體也會自然健壯。

若心與身體均健全與健壯的話，則便可達到靈性與肉體的合一，而可以完整地享受人生，亦能更進一步去治癒他人的疾病，共同增進自他的幸福，這便是臼井靈氣的使命。

（二）問：臼井靈氣跟催眠、氣功、信仰療法等其他的療法，是異名同體的內容嗎？

答：不，跟這些療法完全非同工異曲之內容。這是我經過多年辛苦的修煉後，因而感得的靈祕療法，是一種拯救靈性與肉體之法術。

（三）問：臼井靈氣是心靈療法嗎？

答：雖然亦可稱之為心靈療法，但是大部分是所謂的物質療法。因為施術者的身體各處都會放射氣與光，特別是在眼、口、手等部位發現最多。因此如果針對需要治療的身體部位凝視二～三分鐘、使用呼氣法及撫擦法時，如牙齒痛、疝氣痛、胃腸病、神經痛、乳腫、撞傷、切割傷、燙傷及其他腫痛等，便會立刻緩和疼痛或消腫。痼疾（慢性疾病）雖然需要重複多幾次的治療，但是只要經過一次治療後便會有記憶效果。

如上述的現象，以現代的醫學該如何說明呢？因為這已經不是小說中的故事而已。你們大家只要見到實際狀況，應該都會心悅誠服。不論是多麼會搬弄詭辯的人，也無法輕蔑事實。

（四）問：只要相信臼井靈氣療法，疾病便會治癒嗎？

答：不，臼井靈氣療法與心理療法、催眠術或其他精神療法完全不同。臼井靈氣療法不會給予任何暗示，所以不需要任何的認同或信服。不僅如此，即使不論你如何懷疑、排斥或否定，都不會有任何問題。因為即使是對幼兒，或是已缺乏自我意識的重病患者，亦可展現充分的治療效果。最初來接受我的治療的人們當中，因為相信而來的人，十人中只有一人而已。大多數的人們都是接受過一次的治療之後，才第一次得知臼井靈氣療法的效果，並從此之後開始信任此療法。

（五）問：臼井靈氣療法可以醫治哪些疾病？

答：可以醫治任何的精神性疾病、官能性疾病，任何病症均可治癒。

（六）問：臼井靈氣療法只是用來治癒疾病而已嗎？

答：不，不僅是用來治癒肉體的疾病，還可以用來矯正心的疾病，如煩悶、虛弱、膽小、優柔寡斷、神經質等的不良習性。矯正後便可以獲得更接近神佛的心，之後亦可用於治療他人，讓自他均可獲得幸福。

（七）問：臼井靈氣療法的治癒疾病之原理為何？

答：我獲得此療法並非是世上的誰傳授給我，我亦非為了得到治療疾病的靈能力而進行努力研究。此療法是我因斷食而接觸到大宇宙的氣後，獲得到的不可思議的靈性感受，並由此領悟到自身已經獲得治癒疾病的靈能力。即使身為肇祖的我亦很難解釋的非常明確。有些學者或研究者非常熱心地研究，但即使想要依賴科學來進行斷定還是非常困難。但是這與科學一致的時代將會到來。

（八）問：臼井靈氣療法有使用醫藥嗎？而且有沒有任何弊害嗎？

答：絕對不會使用醫藥或機械。只使用凝視、呼氣、按手、撫手及輕打等手法進行治癒。

（九）問：臼井靈氣療法需要醫學的知識嗎？

答：臼井靈氣療法是超越現代科學的靈法，因此不將基礎置於醫學上。只是非常簡單明瞭地，當頭或腦有問題便著重在頭的部位、胃有問題就著重在胃的部位、眼睛有問題便著重在眼睛的部位，在有問題的患部以凝視、呼氣、按手、撫手及輕打等手法，來獲得治癒。因此不需要吞服苦澀的藥品，亦不需要使用熱灸，只需要短時間，疾病便可以獲得治癒，這就是我所稱的獨創靈法。

（十）問：現代有名的醫學家如何看待臼井靈氣療法？

答：學問淵博的知名醫學家，均採取中庸的看法。歐洲知名的醫學家對醫藥進行嚴重的批判。

除此之外，來自帝國醫學大學的永井潛博士「我是醫科本家，我雖然診斷、記載及理解疾病，但是我卻不知道要如何治療疾病。」

近藤博醫學博士「所謂醫學是一大進步，其實是個大迷信。現代醫術的一大缺點就是，毫不考慮精神面之作用。」

原榮博士「在現代的衛生治療學中，無視於人類是具備靈智的生物，與其他一般動物不同，而對待具備靈智的人類與動物一樣，這是一種甚大的侮蔑。相信不久的將來，在疾病治療領域上的大革命將會到來。」

久賀六郎博士「接受非醫師的治療，如心理療法等的各種治療方法，從事實上來看，確實會因疾病的種類、或患者個性、或施術的適用性之不同，而可以做到醫師也望塵莫及的良好效果。」因此若只是盲目地批判及排斥非醫師之精神治療家，就只會顯得醫者的心量狹小而已（出自日本醫事新報記載）。

現今，醫學博士或醫學士藥劑師，只要能接受這些療法的效果並入門了解實際事實，便可以了然於心。

（十一）問：政府如何看待臼井靈氣療法？

答：於大正十一年二月六日帝國會議眾議院預算分科會中，代議士松下禎二醫學博士說：「最近由非醫師使用一些心理療法或精神療法，治癒多數的患者的事實，已經打破了政府的成見」。潮氏政府委員「像催眠術等在十多年前還被認為是神技，但是時至今日卻已經蓄積了諸多學問上的研究，亦實際應用於精神病患者。因此想要將人類的一切都用醫學來解決，確實是有其困難性。另外醫師對於某些疾病會依照醫學所示來說明，但是臼井靈氣療法則是對萬病進行碰觸患部而已，所以並非醫師行為，因此不會牴觸到醫師及針灸規範」。

（十二）問：關於有些人會認為，治療的靈能力是特定具備天賦的人才會擁有，並非是任何人都能學會，對於此種想法你有何看法？

答：萬物生來就享有上天給予的天賦靈能。草、木、飛禽走獸、魚蟲皆然，特別是身為萬物之靈長的人類，更可以顯著地發現自己所擁有的天賦靈能。而臼井靈氣療法便是將上天所給予的天賦靈能具體化於世上的方法。

（十三）問：任何人都可以接受臼井靈氣療法的傳授嗎？

答：無論男女老幼，或是否有受過教育，只要具備相關常識並經過短時間的練習，每個人都可以確實獲得治癒自他的疾病之靈能。到目前為止已經傳授了上千人，沒有一個是無效果的。每一個被傳授者，均已經獲得優秀的治癒靈能。如果仔細想想，克服疾病對人類來說是一件極難之事，雖然會對在短時間內便可以獲得克服疾病的治癒靈能感到極為不可思議，但事實上這卻是極為簡單的事。將極難的事簡單完成，便是我的靈法之特色。

（十四）問：雖說可以用來治癒他人的疾病，但是可以用來治癒自己的疾病嗎？

答：無法治癒自己疾病的人，又如何能治癒他人的疾病呢？

（十五）問：要如何才能夠接受奧傳？

答：奧傳中會傳授發靈法、輕打治療法、撫擦治療法、按手治療法、遠距治療法、精神矯正法等等。首先會傳授給接受過初傳，且熱心於精進學習及品德方正之人。

（十六）問：靈氣療法中有比奧傳更高的教導嗎？

答：有，稱為神祕傳。

三、《明治天皇御製》（選二）

當年的心身改善臼井靈氣療法學會中（原學會），將明治天皇的「御製」與「五戒」並列為精神鍛鍊之重要核心。後來在臼井大師過世後脫離原學會的幾位高徒，亦均沿襲同樣做法，繼續使用明治天皇的御製。

臼井大師特別推崇文學價值極高的明治天皇的御製，並從高達將近十萬首的明治天皇的御製中，選出一百二十五首，作為邁入精神修練之道的第一步。這是原學會的傳統至今依然被保留著。

因為共有一百二十五首之多，由於受限於篇幅，所以日後會以另外的方式編譯公開或出版。所以在此僅介紹特別被臼井大師置放於第一首與第二首之御製，提供給大家欣賞。相信此二首御製名列一、二位，必定有相當的意義存在。

其中特別是第二首以「天」為題的御製，這首是當年臼井大師在原學會中，每當有重要活動時，均會朗讀的一首御製（和歌）。

若是在念誦五戒後，再欣賞或朗讀此御製，接著再進行發靈法，相信將會獲得許多不同的感受。另外在有時出現了難以接受的狀況或人事物、或感到焦躁不安時，也可以多思考此二首御製內的深遠意涵，相信可以用來勉勵自己，用寬廣的心胸去接納人生中的一切。

精選一【第一首御製：月】

原文：秋の夜る月は昔にかはらねど 世になき人の多くなりぬる（月）。

中文：秋天的明月亙古不變，但離開世間的人卻越來越多了。

精選二【第二首御製：天】

原文：浅緑に澄み渡りたる此の大空の如く 宏々としたのを自分としたいものだ（天）。

中文：就讓自己的心，像是一望無際的清澈青空，那樣地無限寬廣。

四、《臼井大師功德碑》全文中譯

累積修養並磨練身心的大人物，被稱之為具備德行之人。此具備德行之人以自身的德行於世間行正道，並且對外施授則稱為功績。功高德大者會被世人稱之為大人物而被景仰為師。從古至今，被稱之為師並受世人景仰，且能夠指引世人正確道路的偉大人物均為此輩，而臼井大師亦為這其中之一人。臼井大師創始了運用宇宙靈氣來改善身心的方法，這讓許多世人口耳相傳並前往求教，因為有無數人們希望能夠前來獲得救治，因此盛況空前博得極高的評價。

臼井大師名甕男，號曉帆，為岐阜縣山縣郡谷合村之人。祖先為千葉常胤，父方為胤氏、通稱宇佐衛門，母親為河合氏。臼井大師生於慶應元年（一八六五年）八月十五日，是個勤勞苦學之人，亦具備優秀能力，成人之後曾渡航至歐美及遊學中國，雖然是一位優秀的人才，卻是接二連三不得志。即使如此臼井大師亦從未挫折屈服，反而更加努力地鍛鍊身心。

某日他登上鞍馬山進行斷食苦行二十一日，最後突然獲得大宇宙而來的靈氣，之後便感得了靈氣療法。他除了對自己進行試驗之外，亦將之實踐在家人身上，並且獲得了顯著的效果。於是臼井大師認為，這不應該僅止於自身家族內使用，而應該要廣泛地傳授予世人，與大家一起共享喜悅。因此便於大正十一年（一九二二年）四月定居於東京青山原宿，並且設立學會開始推行靈氣療法，當時每日自遠到近不斷前來的人們盛況空前，甚至已經溢滿到戶外。

大正十二年（一九二三年）九月發生關東大地震，所到之處均充滿受傷或哀痛的人們，他們正承受著許多痛苦。為此臼井大師感到非常心痛，於是便每天巡迴於市內進行治療，因而救助了無數傷患。

之後由於道場過於狹小，因此於大正十四年（一九二五年）二月遷居至中野的新處所。因為聲名遠播四方，所以有許多來自地方上的邀約，因而應邀前往吳、廣島、佐賀等，也曾經到過福山，最後因病去世。

臼井大師去世時是大正十五年（一九二六年）三月九日，享年六十二歲。夫人為鈴木氏，名貞子。育有一男二女，男子名為不二，繼承家業。

臼井大師個性溫厚恭謙且質樸無飾，體格良好並總是笑容滿面。但是當一有任何事情時，則會展現堅強的意志且具備強韌的忍耐力，是一個謹慎細心的人。他多才多藝喜好讀書且博學多聞，對於歷史或傳記、醫學書籍或宗教典籍、還有心理學、神仙術、禁咒術、易學或占術、人相學等均無所不知了解深入。這些學藝經歷均成為他修養磨練的基石，任誰來看都會非常清楚，這也是後來成為他開創靈氣療法的關鍵。

因為靈氣療法的主軸並非僅是治療疾病而已，最重要的是將上天所賦予的天賦靈能，用來端正心靈並強健身體，而能夠享受人生的幸福。因此要將此靈法傳授給他人時，首先必須遵守明治天皇的遺訓，朝夕念誦五戒並牢記於心。就在今日勿動怒、勿擔憂、心懷感謝、精進課業、待人親切。將此做為最大訓示之目的為，一方面能將自己的心與古今聖賢的心合而為一，另一方面這也是召喚幸福的祕法與治癒萬病的靈藥。在推廣此靈法之際，最重要的是要從自己開始努力。這絕非是從高處或遠處開始，而是朝夕在正座合掌之際能夠培養出平靜的心，並且能夠堂堂正正為人處事。這即是任何人均可學習與獲得此靈法的理由。

近世以來，雖然世間物換星移且人們的思想不斷變動，但幸運的是如果可以普及此靈法的話，則世道人心均會大有所得，不僅能夠治療疾病，也可以對世間提出貢獻。臼井大師的門生超過二千人，身在東京的門生們齊聚於東京道場並繼承其偉業，在地方上的門生也繼續傳播此法。即使在臼井大師過世後，此靈法亦將永遠流傳於世上。

將從臼井大師處所領受到的德澤外施，是非常偉大的一件事。臼井大師的門生們集合決定建立石碑於西方寺的墓地內，是為了將臼井大師的功德彰顯於世並力圖普及，因此委囑我撰寫此文。我深深地敬佩臼井大師所遺留的功績，又與同門之間緣分關係深厚，因此義不容辭執筆撰寫，將臼井大師的功績紀錄於此，衷心期盼能夠讓後世繼續景仰。

昭和二年二月從三位勳三等　文學博士　岡田正之　撰

海軍少將從四位勳三等功四級　牛田從三郎　書

五、《苫米地義三回顧錄》

以下就為各位介紹摘錄自苫米地義三在他的《回顧錄》中的附章，其中在完成〈人格的努力〉中，有提到對於臼井靈氣療法與健康的相關描述，簡要摘譯如下。

・有關健康與靈氣之描述（摘譯）

在學生時代，我曾經因為吐血而昏倒，而且當時還因為窮困到沒有錢購買藥物，在悵然苦惱時甚至還寫下了《醫院公有論》。所以我從以前就比任何人都還要加倍關心健康問題。

如果一聽到像是腹式呼吸法或食療法等不需要費用的健康法，一旦有任何線索到手，我都會一一進行研究。特別是當我失去了我的兩個愛子之後，就越來越對人生問題、宗教問題等進行深究，因此同時也累積了許多有關健康方面的研究（中略）。

除此之外，當我開始研究臼井靈氣療法時，聽說了公司內一位叫做天海氏的會計負責人的妻子，因為腰的問題已經一年左右無法站立的事情之後，我就請求臼井大師同行前往為這位員工的妻子進行治療。臼井大師當時對這位病人進行了二十至三十分鐘左右的治療之後便說：「請你站起來看看。」

但是我心裡想著「這位病人躺在床上無法翻身已經高達一年了，要叫她站起來不是太亂來了嗎？」但是同時我卻看到病人回答「好」，並且真的順利站立起來了。隨著她的站立，我自己也發出了驚呼的聲音。

看到這位病人的狀況後，臼井大師又接著命令說「你試著走路看看」。當時的房間大約有八疊榻榻米大，而該病人就扶著她丈夫肩膀開始慢慢行走。

若是說到這世上真有奇蹟的話，那這樣的事情就真是奇蹟了。但臼井大師見狀就只有面帶微笑而已。可是病人本身與病人的丈夫，還有我都驚訝到說不出話來了。我親眼看見了這種玄妙不可思議的靈法之後，便開始專精研究此道，終於從臼井大師處獲得了大師範的認證（中略）。

大正十二年（一九二三年）的關東大地震之後，我師事臼井靈氣療法的創始者——臼井甕男，並實際研究該療法之後，不但瞭解到此療法對於身心改善非常有效，我還抱著熱忱深入學習，最終獲得師範資格。之後只要有人前來求助，我便會幫助他人，也致力使用於改善自己的身心健康。因為我所接觸到的機緣，讓我不但變得非常健康，連體重也高達六十公斤以上。並且我感覺獲得了自從我學生以來，從來沒有過的強健身體（中略）。

・有關靈氣療法要點之描述（摘譯）

要將靈氣療法的具體方法記載於此是有困難的。但最主要的核心來說，疾病是因為外來的病菌或其他的侵犯，而導致健康的組織體逐漸失衡，因此會讓失衡的勢能漸漸得寸進尺地擴大。若是健康的組織體則可以持續抵抗該勢能，因此可以將失衡的勢能驅散。在像這樣的對抗期間，就會產生發熱或苦痛的現象。於是會由還是健康部分的組織自主活動，或是來自於健康的他人的靈氣幫助而恢復組織體的活力時，就可以增加病患的組織活力，漸漸地被侵犯部位的組織活力就會開始恢復，而能夠驅散疾病。

在罹患疾病時，需要內心保持平靜，若無法做到至少也要維持中立。最好的是要讓心可以維持住健康活力，而要小心不應該再陷入讓病情加重的心情。

我認為所謂靈氣療法的靈意，並非是指特別不可思議的存在。而是每個人都擁有著可以讓自己的身體組織具備活力的能力。所有的肉體不過就是活動細胞的集團而已。健康有健康的活動樣式，也具備井然有序的規律與秩序。當此種秩序發生變異時，就會產生疾病的現象，所以只要恢復健康的規律即可。若再加上強化已經被侵犯或被弱化的細胞，就能夠恢復健康。簡單說明就是這樣而已。

任何人都充分具備著上天所賦予的靈氣，亦即稱之為活力或生命力。只是自己是否能夠自覺此事並將之靈活運用而已。但若是在生病時，執著只要用此方法來進行療癒的話，那又太過於極端了。無論如何，過於偏向某端時就會容易產生弊害。

靈氣療法是一種家庭療法，無論如何都將其視為是一種輔助療法。我再重複一次，我們人同時具備肉體活力，以及可以促使肉體活力更加有效提升的精神力。所以在借用他力協助之前，必須先要充分地發揮自己的力量。

・有關讓內心平靜之要點描述（摘譯）

與疾病並無直接關係，但是如果可以讓內心與行為做到如下所示，則內心將會獲得平靜且能夠減少不安，如此一來對於疾病的焦躁心情亦會減少許多，也會帶來治療上的間接加分效果。

雖然任何人都不容易做到，也是極為普通的知識，但我想推薦的健康法的要項有以下數項：

1. 每天早晚念誦五戒，並且留心實踐五戒。
2. 所有的思慮、行為都要保持平靜不勉強。
3. 肩膀保持柔軟，呼吸從腹部安靜進行。

4. 保持正確姿勢並且沉著穩重。
5. 採取充分睡眠。
6. 注意不要傷害胃腸。

如果可以的話，就每天找出適當的時間進行正座，並將兩掌置放於腹部，安靜地進行左右摩擦等。

我今日已經七十一歲了，讓我仍然可以健在地奮鬥國事的苫米地氏健康法，雖然實屬異常，但是我要說的是，只要人不失去進步的心和緊張感，人就絕對不會衰老。

結語

有關在臼井大師年代時活躍的許多靈氣相關團體或個人，或是當年從心身改善臼井靈氣療法學會內獨立出來的諸多個人與團體，至今一直以各種形式或名稱持續發展從未中斷。

本書中所核心提到的「心身改善臼井靈氣療法學會」也如同上述狀況，目前已經傳承至第八代會長，許多相關理事或內部會員，亦各自以一些獨立研究方式，或各種形式對外進行交流活動，也常見到定期或不定期進行的靈氣相關活動，並非如多年前外界所誤傳早已完全停止靈氣活動。目前的會內雖然對於相關規定依然獨特嚴謹，但我本身確實也實際接觸過，因此可以親身證言，此學會至今不僅沒有停止靈氣活動，還隨著時代變遷內部也出現改變的聲音。除此之外學會領導者或營運相關者，也早已經跟以前大不相同，今後也將會與之討論更多的交流方式，以對華語世界釋出更多珍貴實用的傳統日本靈氣相關內容。

我目前因為已經完成所需條件且均已取得「心身改善臼井靈氣療法學會（臼井靈氣獨立研究團體）」與「直傳靈氣研究會（林式靈氣獨立研究團體）」之內神祕傳（靈授方法），因此得以同時詳見與比較許多個中差異或奧妙。

但是我認為靈氣療法，時至今日已無需被沈重而無用的制式枷鎖困住，應該早些從歷史傳承或流派之爭的束縛中解放出來，而將焦點專注在實用本質（預防未發疾病、改善身心健康、提升天賦靈能）上。因此本書是我彙整個人長年以來，鑽研與實踐諸多縱橫在傳統日本靈氣世界的廣泛內容，並去蕪存菁地進行分析與系統化之後的著作，希望提供所有靈氣實踐者能夠靈活運用。期待靈氣能以健全實用的發展方式，繼續延續下去並共享靈氣所帶來的恩惠。

作者簡介

盧隆婷（Vivian Lu）

日本國立大阪大學人間科學部教育學碩士。

將長年所學專精運用於人類整體身心靈發展與進化，並親身實踐在諸多東西洋身心療法、靈性療法、靈氣療法、能量療法、各種傳統神祕學知識、技術與療法、西洋形而上學等領域多年。希望透過不同的路徑，確立更多能夠確實提升身心靈的健康方法與哲理。

長年於台灣・日本・中國・香港・新加坡等地，教授傳統神祕學知識與技術、西洋形而上學、及日本傳統靈氣等等，並同時擁有日本直傳靈氣、宗派臼井靈氣之師範資格，舉辦各類大小型國內與國際交流課程或活動至今已達十多年以上。著作有《直傳靈氣》、《飛魂繪夢》、《靈氣的世界》。其他身心靈領域新作，陸續出版中。

作者官網：https://spiritualmapforfreedom.com

| 作者相關著作 |

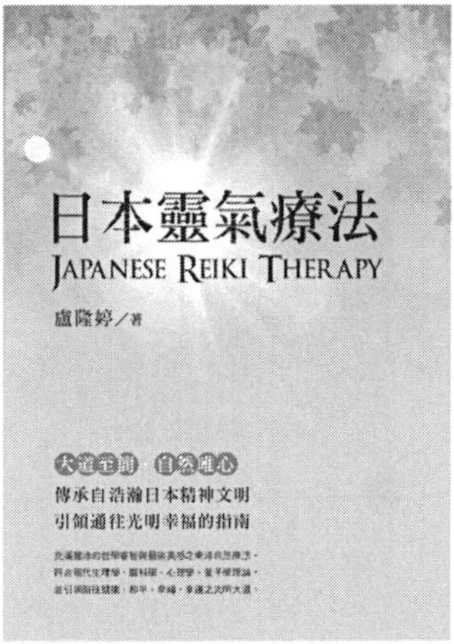

日本靈氣療法

作者：盧隆婷
出版：白象文化

深入介紹充滿豐沛的哲學睿智與藝術美感之東洋自然療法。並詳述日本靈氣之養生：五大面向之養氣・養身・養心法則。 符合現代生理學、腦科學、心理學、量子學理論， 並引領前往健康·和平·幸福·幸運之光明大道。

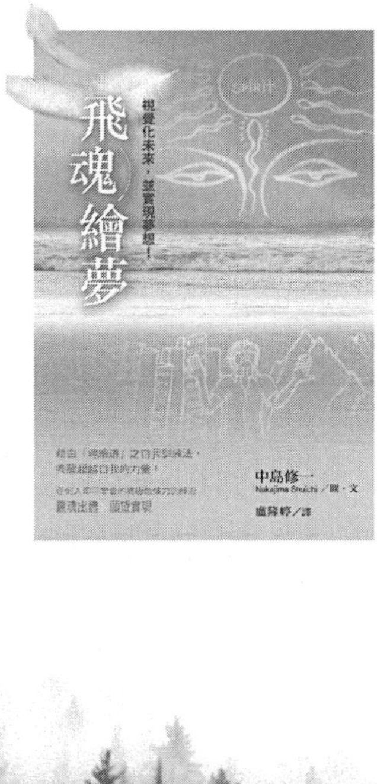

飛魂繪夢

作者：中島修一
譯者：盧隆婷
出版：白象文化

終極想像力訓練書。突破限制的枷鎖，創造光輝新未來。提供十大訓練法，透過從夢或集體宇宙中接收願望實現所需之影像，不斷訓練改變自己的意識狀態，而最終能夠出現如靈魂出體與宇宙合而為一的現象，實現自己的夢想。

國家圖書館出版品預行編目資料

靈氣的世界／盧隆婷著. --初版.--臺中市：白象文化，2018.5

面； 公分.——（天地宇宙；01）

ISBN 978-986-358-669-2（平裝）

1.另類療法 2.健康法 3.能量

418.995 107006896

天地宇宙（01）

靈氣的世界

作　　者　盧隆婷
校　　對　盧隆婷
專案主編　徐錦淳
出版編印　吳適意、徐錦淳、林榮威、林孟侃、陳逸儒、黃麗穎
設計創意　張禮南、何佳誼
經銷推廣　李莉吟、莊博亞、劉育姍、李如玉
經紀企劃　張輝潭、洪怡欣
營運管理　黃姿虹、林金郎、曾千熏
發 行 人　張輝潭
出版發行　白象文化事業有限公司
402台中市南區美村路二段392號
出版、購書專線：（04）2265-2939
傳真：（04）2265-1171

初版一刷　2018年5月
定　　價　350元